SILVIA BÜRKLE

Heimliche Entzündungen – Das Kochbuch

GOLDMANN

Buch

Für Allergien, Darmprobleme, Gelenkschmerzen und andere Volkskrankheiten sind häufig chronische Entzündungen verantwortlich. Diese bleiben zum Leidwesen der Betroffenen oft lange unerkannt, können aber durch eine entsprechende Ernährung effektiv bekämpft werden. Nach dem großen Erfolg ihres ersten Buches »Heimliche Entzündungen« legt die Ernährungsexpertin Silvia Bürkle nun das Kochbuch zum Thema vor. Hier stellt sie entzündungshemmende Lebensmittel vor, gibt zahlreiche Tipps aus der Naturheilkunde und zeigt mit über 70 leckeren und unkomplizierten Rezepten, dass sich ein gesunder Ernährungsstil ganz mühelos in den Alltag integrieren lässt.

Autorin

Silvia Bürkle ist Diplom-Ingenieurin und Ernährungstechnikerin mit Schwerpunkt Diätetik. Sie arbeitet als Dozentin in der Ernährungsberaterausbildung, Referentin in Heilpraktiker- und allgemeinbildenden Schulen und ist Autorin mehrerer erfolgreicher Bücher zum Thema gesunde Ernährung.

Außerdem von Silvia Bürkle im Programm:
Heimliche Entzündungen

Silvia Bürkle

HEIMLICHE ENTZÜNDUNGEN

DAS KOCHBUCH

Mit über 70 leckeren Rezepten und
persönlichem Entzündungs-Check

Bei Allergien, Darmproblemen & mehr

GOLDMANN

Dieses Buch ist bereits 2018 unter dem Titel »Heimliche Entzündungen – Das Kochbuch« im Königsfurt-Orania Verlag erschienen.

FSC
www.fsc.org
MIX
Papier | Fördert gute Waldnutzung
FSC® C147178

Penguin Random House Verlagsgruppe FSC® N001967

3. Auflage
Vollständige Taschenbuchausgabe Dezember 2021

Neumarkter Str. 28, 81673 München
produktsicherheit@penguinrandomhouse.de
(Vorstehende Angaben sind zugleich
Pflichtinformationen nach GPSR)

Umschlag: Uno Werbeagentur, München
Umschlagmotiv: anna_shepulova / Fotolia
GS · IH
Satz: Satzwerk Huber, Germering
Druck und Bindung: Litotipografia Alcione srl, Lavis
Printed in Italy
ISBN 978-3-442-17909-1

www.goldmann-verlag.de

INHALT

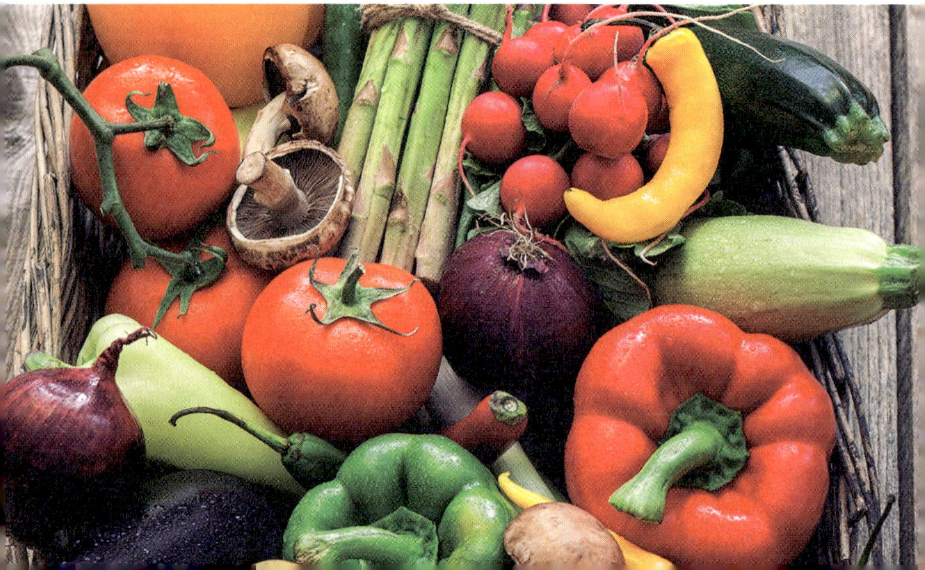

DIE WURZEL DES PROBLEMS

Gesund klingende Smoothies und Snacks für zwischendurch, Vollkornburger und Currywurst mit besonderen Superfood-Zutaten findet man an jeder Ecke.

Bei all dem Angebot könnte man annehmen, dass wir vor Gesundheit nur so strotzen müssten. Doch das Gegenteil ist der Fall. Laut Weltgesundheitsorganisation (WHO) sind 50 bis 70 Prozent aller chronischen Krankheiten ernährungsbedingt, sie sind also durch ungesunde Ernährung verursacht oder zumindest negativ beeinflusst. Hierfür wird das stetig zunehmende Übergewicht mitverantwortlich gemacht. Knapp die Hälfte aller Deutschen ist übergewichtig. Sie laufen Gefahr, über kurz oder lang an Diabetes, Fettstoffwechselstörungen oder Gelenkerkrankungen wie Rheuma und Arthrose zu erkranken.

Unerkannte Entzündungen

Wissenschaftler sind sich weitgehend einig, dass Ernährung und Lebensstil das individuelle Entzündungsrisiko beeinflussen. Stille Entzündungen, die oft über Jahre unentdeckt schwelen, scheinen die Hauptursache chronischer Krankheiten wie Diabetes, Rheuma oder Arthrose zu sein.

Es sind jedoch nicht die reinen, ursprünglichen Lebensmittel, die uns krank machen. Es sind vielmehr die stark verarbeiteten Produkte sowie Umweltgifte, Schadstoffe und die Vielzahl an Zusatzstoffen, die Körper und Immunsystem über die Maßen fordern. Doch damit nicht genug! Stress, Rauchen und Alkohol belasten zusätzlich. Und der Organismus reagiert darauf: Es bilden sich Entzündungsherde, weil sich der Körper gegen die Überlastung wehrt. Gewebe und Organe können sich schließlich dauerhaft entzünden, ihre Funktionsfähigkeit nimmt ab, und ein reibungsloser Stoffwechsel ist nicht mehr möglich.

Der Stoffwechsel ist ein sehr komplexes System, und wir sollten alles tun, damit er rundläuft. Jede Entzündung ist ein Hilfeschrei des Körpers. Er sagt uns, dass etwas nicht richtig läuft.

Verletzen wir uns äußerlich oder kommt es zu einer sichtbaren Entzündung, wie z. B. nach einem Schnitt in den Finger, einer Prellung oder beim Schnupfen, dann unterstützen wir den Körper ganz selbstverständlich mit Salbe, Verband oder Nasenspray, um möglichst schnell die Funktionsfähigkeit wiederherzustellen. Ebenso selbstverständlich sollte es sein, dem Körper alle Nährstoffe und Vitalstoffe über die Nahrung anzubieten, ihn optimal zu »pflegen«, damit Zellen, Gewebe und Organe ausreichend versorgt werden. Denn nur so sind wir stark gegen Angriffe.

Bereitschaft zur Veränderung

Gesund zu sein oder zu werden setzt voraus, dass wir bereit sind, schlechte Gewohnheiten abzulegen, und wir dem Organismus natürliche Lebensmittel anbieten, die reich an Vitaminen, Mineralstoffen oder sekundären Pflanzenstoffen sind. Nahrungsmittel, die stark verarbeitet und mit Zusatzstoffen gespickt sind, sollten dagegen weitgehend vom Speiseplan gestrichen werden. Alle Gewohnheiten lassen sich ändern. Doch fällt es manchmal besonders schwer, den Ernährungsstil zu verändern. Schließlich kann man nicht einfach aufhören zu essen – zumindest nicht dauerhaft.

Eine gesunde Ernährung schließt natürliche Lebensmittel ein, und zwar so, wie sie die Natur hervorbringt, d.h. mit ihrem natürlichen Gehalt z.B. an Fetten und Vitalstoffen. Sie sind nur so stark verarbeitet wie nötig, aber so wenig wie möglich.

Nicht alle natürlichen Lebensmittel sind in ihrem Urzustand für den menschlichen Genuss geeignet bzw. für den Körper ideal verwertbar. So hat der Körper z. B. sehr viel mehr von den Omega-3-Fettsäuren der Leinsaat, wenn diese zu Leinöl gepresst wird. Und Hülsenfrüchte und Getreide sind erhitzt leichter verdaulich als in ihrer ursprünglichen rohen Form.

Seit Tausenden von Jahren hat Nahrung als Medizin gegolten. Ganz nach Hippokrates: »Eure Nahrung sei eure Medizin.« Doch in den letzten 150 Jahren übernahm die Lebensmittelindustrie das Feld und »veredelte« unser Essen so, dass es mit dem ursprünglichen Ausgangsprodukt nur noch selten etwas gemein hat. Das uralte Wissen, dass Lebensmittel sogar pharmakologische Eigenschaften besitzen, die sich zur Förderung der Gesundheit einsetzen lassen, ist weitgehend in Vergessenheit geraten. Jetzt wird es wieder gebraucht im Kampf gegen heimliche Entzündungen.

Ein wirksames Konzept

Die Entstehungsmechanismen dieser heimlichen, stillen Entzündungen (im Fachjargon auch »silent inflammation« genannt) sind ein noch relativ neues Forschungsgebiet. Erst nach und nach erkennt man, dass die Ursachen vieler Volkserkrankungen bei versteckten Entzündungsreaktionen im Körper zu finden sind.

Nach dem Erfolg meines ersten Buches »Heimliche Entzündungen«, das als Taschenbuch ebenfalls beim Goldmann Verlag erschienen ist, möchte ich mit diesem Folgeband aufzeigen, wie eng Ernährung und chronische Entzündungen verknüpft sind. Sie lernen Lebensmittel kennen, deren natürliche Inhaltsstoffe entzündungshemmend wirken. Sie werden erfahren, wie Sie sich wirksam schützen können und wie einfach es ist, die Lebensmittel mit dem größten Schutzpotenzial in den Speiseplan zu integrieren. Die Vielzahl an leckeren und einfachen Rezepten lässt Sie einen schnellen Einstieg in eine entzündungshemmende Ernährung finden – und denken Sie daran: Gewohnheiten lassen sich verändern! Jeden Tag ein Stückchen mehr.

Ihre
Silvia Bürkle

AKUT BIS CHRONISCH: ENTZÜNDUNGEN

Entzündungen sind eigentlich nützliche Heilungs- und Regenerationsprozesse. Immer wenn es im Körper etwas zu reparieren oder zu erneuern gibt, sind Entzündungen beteiligt. Sie sind also zunächst einmal nichts Schlechtes oder Gefährliches – ganz im Gegenteil.

Das empfinden Sie nicht so? Weil Sie Schmerzen haben und sich nicht wohlfühlen? Tatsächlich ist es aber so, dass eine aufflammende Entzündung stets einen Heilungsprozess in Gang setzt. Die gereizten, beschädigten Gewebe, Organe oder Knochen werden mit bestimmten Botenstoffen des Immunsystems »bearbeitet«, damit die Funktionsfähigkeit möglichst rasch wiederhergestellt wird. Dabei stehen dem Körper mehrere Abwehrmechanismen zur Verfügung, die je nach Ausmaß der Entzündung mobilisiert werden. Die Wunde soll möglichst schnell wieder heilen.

Der Körper agiert dabei ganz ähnlich, als wenn wir Reparaturarbeiten an Auto oder Haus vornehmen. Stellen Sie sich einmal vor, das Licht lässt sich in der Wohnung nicht mehr anschalten. Was werden Sie tun? Zuerst werden Sie die Glühbirnen auswechseln. Wenn das nicht den gewünschten Erfolg bringt, holen Sie sich die Hilfe eines Elektrikers, der mit weiteren Methoden dem Fehler auf den Grund geht, bis Ihre Wohnung wieder hell wird. Und genauso stehen dem Körper auch verschiedene »Reparaturmechanismen« zur Verfügung.

Es gibt keine Zelle, kein Organ, das nicht von einer Entzündung betroffen sein kann. Wie stark sie wird, hängt von der Anzahl und Intensität, aber auch von der Dauer der angreifenden Reize ab.

Warum entzündet es sich?

Ein Schnitt in den Finger, ein Spreißel im Fuß oder ein Kratzen im Hals sind Verletzungen, die sich zu Entzündungen ausbreiten können. Entzündungen können auch durch Viren oder Bakterien entstehen. Für den Betroffenen sind sie meist schmerzhaft. Dennoch ist eine Entzündung eine sinnvolle Reaktion des Körpers, der sich so gegen bakterielle, chemische oder physikalische Reize verteidigt. Er macht ungebetene Gäste unschädlich und schleust sie wieder aus dem Körper, das Immunsystem wird aktiv. Die Blutgefäße weiten sich und werden für Immunzellen durchlässig. Diese verteilen sich nun über das Blut im Körper und wandern ins Gewebe, wo sie potenzielle Erreger bekämpfen. Gleichzeitig werden Schmerzbotenstoffe gebildet, die das Gewebe durchfluten. Jetzt tut es weh, und wir schonen die betroffene Stelle, damit es schnell heilt.

Akute Entzündung

Man unterscheidet zwischen akuter und chronischer Entzündung. Ein akutes Geschehen, z. B. eine Erkältung, eine gereizte Magenschleimhaut, eine Schürfwunde oder ein Wespenstich, ist dadurch gekennzeichnet, dass die Entzündung meist schnell und heftig verläuft. In kurzer Zeit laufen verschiedene Mechanismen ab, um das betroffene Gewebe von schädigenden Stoffen zu befreien, die Erreger zu vernichten und deren Ausbreitung zu verhindern. Gleichzeitig wird das entzündete, angegriffene Gewebe repariert.

Typische Entzündungssymptome sind Rötung, Wärme, Schmerz und Schwellung. Auch Fieber, Müdigkeit und Schüttelfrost können auftreten. Das betroffene Gewebe wird stärker durchblutet. Mit dem Blut werden vermehrt weiße Blutkörperchen zum Entzündungsgeschehen transportiert, die die Fremdkörper vernichten und abtransportieren.

Um diese Begleiterscheinungen der Entzündungen zu lindern, gibt es viele Hausmittel oder Medikamente. Außerdem sollten wir uns für eine schnelle Heilung ausruhen und Kräfte sammeln.

Chronische Entzündung

Eine akute Entzündung kann chronisch werden, wenn der Körper trotz der eingeleiteten Maßnahmen (wie oben beschrieben) die Entzündung nicht in den Griff bekommt, d. h., wenn Angreifer z. B. nicht besiegt und aus dem Körper geschleust werden können. Dann werden mit Hilfe des Immunsystems weitere Abwehrkräfte aktiviert, die wiederum Botenstoffe mobilisieren. Es findet ein Aufmarsch an Abwehrkräften statt, die durchaus über ihr Ziel hinausschießen können. Sie können dann nicht nur den »Feind«, sondern auch den eigenen Körper angreifen. Chronische Entzündungen sind eine Folge, wenn durch die Botenstoffe ständig »Öl ins Feuer gegossen« und der eigentliche Entzündungsherd nicht gelöscht wird.

Silent Inflammation

Chronische Entzündungen breiten sich häufig unbemerkt aus und werden oft erst sehr spät erkannt. Silent Inflammation (= stille Entzündung) wird dieser Prozess genannt. Was genau verbirgt sich dahinter? Über einen langen Zeitraum, oftmals sogar jahrelang, wird das Gewebe stetig mit Entzündungsbotenstoffen überflutet, die Reparaturvorgänge anstoßen möchten. Diese Stoffe reizen jedoch zusätzlich den bereits entzündeten Bereich und verhindern, dass das Gewebe regenerieren und heilen kann. Es brennen sozusagen kleine Feuer, die von außen unsichtbar sind.

Sie lodern wie ein Waldbrand

Die Situation ist ähnlich wie bei einem großen Waldbrand: Lodernde Flammen werden mit Wasser und Sand gelöscht, aber unter dem Gehölz schwelen oftmals noch lange Zeit kleine Brandherde, die immer wieder ein großes Feuer entfachen können. Das Gefährliche an stillen Entzündungen ist, dass die typischen Entzündungszeichen wie Röte, Wärme, Schmerz und Schwellung fehlen. Daher bleiben wir lange im irrtümlichen Glauben, alles sei in Ordnung. Nur anhand bestimmter Entzündungsparameter, wie z. B. des CRP-Werts, TNF-α oder Interleukin-6, die über eine Blutanalyse ermittelt werden, wird das Ausmaß der stillen Entzündung ersichtlich.

BRANDSTIFTER FÜR ENTZÜNDUNGEN

Unser Körper hat ein ausgeklügeltes Immunsystem, welches ihm hilft, Angreifer abzuwehren. Er ist in der Lage, Erreger zu bekämpfen und entzündungshemmende Stoffe zu bilden. Eine entzündungshemmende Ernährung ist dabei unerlässlich.

Um den Körper bei der Abwehr zu unterstützen, müssen wir ihm die richtigen Lebensmittel zur Verfügung stellen. So helfen wir ihm, gesund zu bleiben oder zu werden. Umgekehrt kann die falsche Ernährung krank machen bzw. zusätzlich belasten, wenn körperliche Beschwerden oder außergewöhnliche Belastungen zu bewältigen sind.

Als Hauptverursacher chronischer, stiller Entzündungen werden unter anderem zu wenig Bewegung, Vitalstoffmangel, eine kohlenhydrat- und fettreiche Ernährung sowie Alkohol und Nikotin angesehen. Diese ungünstigen Ernährungs- und Lebensgewohnheiten belasten den Säure-Basen-Haushalt und tragen zu einer gestörten Darmfunktion bei. Kommen dann noch Dauerstress und Übergewicht dazu, wird dem Entzündungsfeuer kräftig eingeheizt.

Übersäuerung des Körpers

Sie sind energiegeladen und von robuster Gesundheit, haben eine rundum positive Ausstrahlung und Freude am Leben? Herzlichen Glückwunsch! Damit gehören Sie zu einer Minderheit von zehn

Prozent der Bevölkerung. Die meisten Menschen fühlen sich stattdessen krank ohne Grund, haben Stress und das Gefühl, ausgebrannt zu sein. Vielfach klagen sie über Symptome wie Konzentrationsschwierigkeiten, Kopfschmerzen, Verspannungen, Muskelkrämpfe, Gelenkschmerzen, Verstopfung, Sodbrennen, unreine Haut, Cellulite oder Übergewicht – die Symptomliste ist lang. All das beeinträchtigt das Wohlbefinden erheblich – und es sind Anzeichen einer gestörten Säure-Basen-Balance. Alle genannten körperlichen Warnzeichen mahnen, etwas zu unternehmen, um das Gleichgewicht wiederherzustellen.

Ernährung, Stress und Bewegung wirken auf ein Gleichgewicht im Zellstoffwechsel – auf die Säure-Basen-Balance. Diese ist entscheidend für die Gesundheit der Körperzellen und damit für die Gesundheit des gesamten Körpers.

Wie kommt es dazu?

Man kann sich dieses Gleichgewicht wie bei einer Waage vorstellen: Ist sie in Balance, ist der Mensch gesund. Säuren und Basen sind in ausgeglichener Menge vorhanden. Eine hohe Säurezufuhr lenkt die Waage in die eine Richtung, eine hohe Basenzufuhr in die andere Richtung. Basen sind die natürlichen Gegenspieler der Säuren. Kurzfristige Störungen dieser Balance bleiben ohne Folgen, wenn sich die Waage bald wieder in ein Gleichgewicht einpendeln kann. Problematisch wird es hingegen, wenn die Waage ihr Gleichgewicht zu lange verliert und eine Waagschale dauerhaft durch einen Säureüberschuss belastet wird.

Ein Säureüberschuss entsteht vor allem, wenn zu viel säurebildende Lebensmittel verzehrt werden, wie z. B. Fleisch, Fisch, Eier, Milch und Milchprodukte. Darüber hinaus können auch Alkohol und Nikotin zum Säureüberschuss beitragen. Entscheidend ist auch, wie wir unser Leben gestalten und welche Folgen ungünstige Lebensumstände mit sich bringen: Mangelerscheinungen bedingt durch einseitige Diäten, Übergewicht durch Bewegungsmangel, Ärger und Dauerstress können ebenfalls zur Übersäuerung beitragen und damit einen idealen Nährboden für chronische Entzündungen und Krankheiten bieten.

Ausscheidung der Säuren

Ein unausgeglichener Säure-Basen-Haushalt beeinträchtigt die Funktionsfähigkeit von Enzymen, der Stoffwechsel ist gestört. Das Blut beispielsweise, das das Herz verlässt, ist basisch. Auf dem Weg durch den Körper gibt es wertvolle Nährstoffe an die Zellen ab und nimmt saure Stoffwechselendprodukte auf. Damit das Blut bei diesem Austausch selbst nicht übersäuert, was ein lebensbedrohlicher Zustand wäre, muss es die aufgenommenen Säuren puffern und wieder ausscheiden.

Leckeres Gemüse in Hülle und Fülle – so bleibt Ihr Säure-Basen-Haushalt im Gleichgewicht.

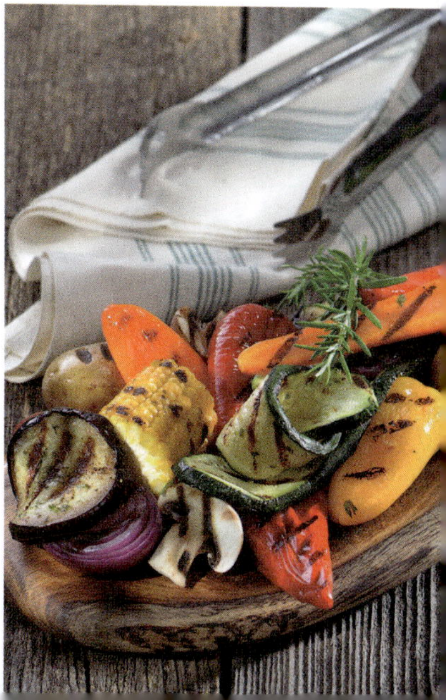

Flüchtige, gasförmige Säuren, wie z. B. Kohlendioxid, das in großen Mengen bei der Verstoffwechselung unserer Nahrung anfällt, stellen für den Körper kein Problem dar. Wir atmen sie aus und entsorgen sie auf diese Weise über die Lunge.

Die nichtflüchtigen Säuren müssen mit dem Harn über die Nieren ausgeschieden werden. Hier liegt das Problem: Zur Ausscheidung dieser Säuren werden basische Mineralstoffe und Spurenelemente, wie Magnesium, Kalzium, Kalium, Zink, Selen oder Eisen, benötigt. Für einen gesunden Stoffwechselbetrieb sollten wir diese Mineralien über die Nahrung aufnehmen. Hauptlieferanten sind Gemüse, Kräuter und Obst, die jedoch oftmals in zu geringen Mengen verzehrt werden.

Mineralstoffmangel hat verheerende Folgen

Solange genügend basische Stoffe vorhanden sind, können nichtflüchtige Säuren also problemlos in Salze umgebaut und in dieser Form über die Nieren mit dem Urin ausgeschieden werden. Leiden wir dagegen unter Mineralstoffmangel, versucht der Körper, seine Reserven zu mobilisieren. Er plündert die körpereigenen Mineraliendepots, z. B. in Knochen, Zähnen oder Fingernägeln, um dort die nötigen basischen Mineralien freizusetzen. Brüchige Fingernägel oder Haare sowie Osteoporose können z. B. die Folge sein. Neben diesem Raubbau an körpereigenen Speichern werden zu viel Säuren auch im Bindegewebe zwischengelagert.

Beide Wege, der Säureflut Herr zu werden, sind keine Dauerlösung, denn weder das Bindegewebe kann endlos viele Säuren speichern, noch sind die Speichervorräte der basischen Mineralien unerschöpflich. Auf Dauer wird der Organismus krank.

Ein weiterer negativer Effekt: Das Bindegewebe fungiert als Transportsystem. Der Austausch zwischen Nährstoffen aus der Nahrung und Abfallprodukten aus dem Stoffwechsel läuft nicht auf direktem Weg zwischen Blut und Zellen, sondern die kleinen Verbindungen müssen durch das Bindegewebe hindurchwandern. Und jetzt kommt das Dilemma: Lagern dort zu viele Säuren, behindern sie die Transportwege und die Zellen »verhungern«! Stellen Sie sich vor, was passiert, wenn die Müllabfuhr streikt: Müllberge häufen sich in den Straßen, und auf lange Sicht ist kein Durchkommen für die Lieferung frischer Ware mehr möglich.

Risiko Übergewicht

Nimmt man täglich mehr Kalorien auf, als man verbraucht, wird diese überschüssige Energie in Form von Fettpölsterchen gespeichert. Das Übergewicht wächst oft langsam – aber beständig. Bei täglich nur 20 Kalorien mehr als nötig sammeln sich in fünf Jahren sage und schreibe fünf Pfund als Hüftgold an! Das ein oder andere Kilo mehr auf den Rippen ist sicherlich noch nicht der Auslöser für stille Entzündungen im Körper. Ein wenig Fettgewebe zum Schutz der Organe gegen Kälte, Druck und Stöße muss schon sein. Wenn es jedoch zu viel wird und sich sogar dauerhaftes Übergewicht bildet, kann es über die Jahre hinweg gesundheitliche Probleme bereiten.

SÄURE-BASEN-HAUSHALT AUSGLEICHEN

- Täglich mindestens drei Portionen Gemüse und Obst essen.
- Starke Säurebildner (wie z. B. Alkohol, Nikotin und Zucker) reduzieren oder ganz meiden.
- Natürliche, möglichst unverarbeitete Lebensmittel auswählen und schonend zubereiten.
- Ausreichend Wasser trinken (1,5 – 2 Liter pro Tag).
- Mehrmals täglich bewusst und tief ein- und ausatmen – am besten in der frischen Luft.
- Entspannungspausen einlegen.
- Einfache Bewegungen in den Tagesablauf integrieren.
- Basenbäder (als Vollbad oder Fußbad) ein- bis zweimal pro Woche einplanen.

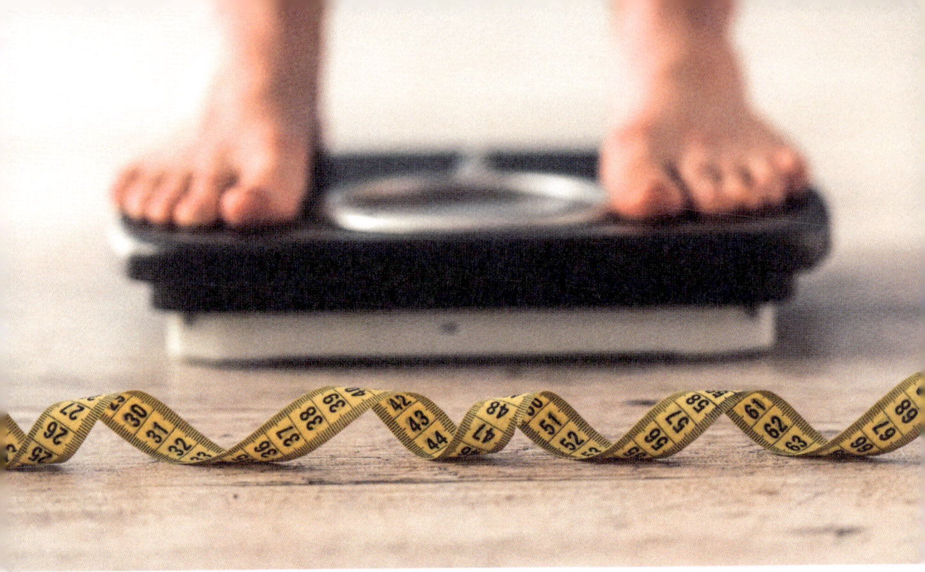

Wenn die Waage zu hohe Zahlen zeigt, sollte man sich entscheiden, ob es zu Fastfood nicht doch gesündere Alternativen gibt.

Die Verteilung der Fettpölsterchen

Für die Beurteilung des gesundheitlichen Risikos ist die Höhe des Übergewichts nicht allein ausschlaggebend. Entscheidend ist auch, wo sich die Fettpölsterchen bilden und wie sich das Körperfett verteilt. Fettpölsterchen an Beinen, Po und Hüfte werden aus rein medizinischer Sicht als gesundheitlich unbedenklicher angesehen – auch wenn sie für manche Menschen nicht unbedingt schön aussehen und beim Kleidungskauf durchaus Frust auslösen können.

Anders verhält es sich dagegen mit den »Rettungsringen«, die sich am Bauch bilden. Das sogenannte viszerale Bauchfett gilt sogar nach heutigem wissenschaftlichem Stand als eine Art Brutstätte für entzündungsfördernde Stoffe. Diese Botenstoffe bleiben nicht in den Bauchfettzellen liegen, sondern sie fluten über Jahre hinweg benachbarte Gewebe und Organe. Diese können der ständigen Belagerung irgendwann nicht mehr standhalten, und sie nehmen Schaden – es entstehen stille Entzündungen.

Kohlenhydrate, Stress und Schlafmangel machen dick

Die Ursache für Übergewicht liegt nicht nur in einer unausgeglichenen Energiebilanz, wenn mehr Kalorien aufgenommen als verbraucht werden. Eine in der Fachzeitschrift »Journal of Nutrition« erschienene Studie zeigte, dass auch eine sehr kohlenhydratreiche Kost bei gleichzeitiger Reduzierung des Eiweißanteils (insbesondere der essenziellen, lebenswichtigen Aminosäuren) zu Übergewicht führen kann. Und noch eine Erkenntnis: Wer viel Kohlenhydrate und wenig Eiweiß mit essenziellen Aminosäuren isst, bildet mehr Bauchfett.

Ein weiterer Grund für die Zunahme des Bauchfettes ist unser alltäglicher Wegbegleiter, der Stress. Wie kann das sein? In stressigen Situationen haben wir keine Zeit zu essen, manche haben kaum Appetit, sind nervös und angespannt. Man könnte meinen, der Körper verbrenne mehr Kalorien, als man ihm gibt. Aber auch hier hat die Wissenschaft ein Rätsel gelöst: Ausschlaggebend fürs Zunehmen bei Dauerstress ist ein permanent erhöhter Cortisolspiegel im Blut. Das Hormon Cortisol, das der Körper in Stresssituationen bildet, sorgt stets für ausreichend Energie in Form von Blutzucker bzw. Glukose. Es mobilisiert die Glykogenreserven, die Speicherform von Glukose, so dass der Blutzuckerspiegel steigt und Insulin ausgeschüttet wird.

Wenn der Stress nachlässt, bleiben Cortisol- und Insulinspiegel noch für eine Weile auf erhöhtem Niveau. Wir merken das an einem starken Appetit auf Süßes und Fettiges. Denn der Körper möchte die verbrauch-

Wer lang genug schläft, hat weniger Appetit und bildet nicht so viel gefährliches Bauchfett.

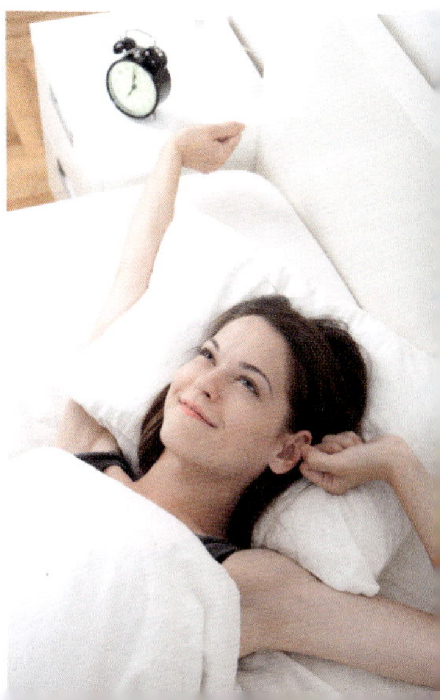

ten Reserven schnell wieder auffüllen, damit die nächste Stressphase bewältigt werden kann. »Man gönnt sich ja sonst nichts.« Was liegt also näher, als sich mit Süßigkeiten zu belohnen, dem Verlangen des Körpers nachzugeben? Doch leider haben wir dann die Rechnung ohne den Wirt gemacht: Zucker aus Schokolade und Keksen schleust der Körper wegen des noch hohen Insulinspiegels leider direkt in die Fettdepots.

Auch das Schlafverhalten hat Einfluss auf die Bildung des Bauchfettes. Wer dauerhaft weniger als fünf Stunden schläft, trägt laut einer Studie der Universität von Colorado maßgeblich dazu bei, dass das gefährliche Bauchfett zunimmt. Mangelnder Schlaf steigert den Appetit und macht dicker. Wer einen geregelten Rhythmus mit mindestens sieben bis acht Stunden Schlaf hat, bildet weniger Stress-Cortisol. Gleichzeitig steigt das Wachstumshormon an, das für die Fettverbrennung wichtig ist.

Zündstoff für Entzündungen

Um das Entzündungspotenzial im Körper zu reduzieren, ist es sinnvoll, Übergewicht zu reduzieren – besonders am Bauch. Basenreiches und entzündungshemmendes Essen unterstützt nicht nur den dauerhaften Abbau des Bauchfetts, sondern kann die entzündungsfördernden Botenstoffe, die dort gebildet werden, teilweise kompensieren.

Essen wir zu viel Süßes, Weizen oder Fleisch (vor allem Schweinefleisch), feuern wir sogar aufflackernde Entzündungen so richtig an, denn ihre ungünstige Nährstoffbilanz belastet den Säure-Basen-Haushalt, Blutzucker- und Insulinspiegel stark.

Mit unserer heutigen, nicht ausgewogenen Ernährungsweise essen wir sowohl zu viele Produkte, die Entzündungen fördern, als auch zu wenig Lebensmittel, deren Inhaltsstoffe entzündungshemmende

Wirkung haben. Vielfach fehlt das Wissen um diese Schutzeffekte. Und genau aus diesem Grund habe ich dieses Buch geschrieben.

Verdauungswunder Darm

Ernährung und Essverhalten haben sich in den letzten 50 Jahren stärker verändert als in den Tausenden von Jahren zuvor. Wenn man den Statistiken glauben mag, essen wir heute 10-mal mehr Fleisch und Zucker als noch vor 50 Jahren. Ganz zu schweigen von Milchprodukten, die früher eher selten den Speiseplan bereicherten und nicht in dieser Auswahl in Supermärkten zu finden waren. Stark verarbeitete, mit zahlreichen Zusatzstoffen gespickte Nahrungsmittel finden zunehmend ihren Weg auf unsere Teller – sehr zum Leidwesen unseres Darms.

Und als ob dies nicht schon genug für den Darm wäre, kommt noch hinzu, dass wir zu viel, zu schnell, zu hektisch und zu häufig essen. Dadurch belasten wir den Darm zusätzlich, überfordern ihn und lassen ihm kaum Zeit für Erholung und Regeneration. Der Mensch ist sehr anpassungsfähig, was er über Jahrtausende hinweg unter Beweis stellen konnte. Doch die Evolution ist langsam. Unsere Organe arbeiten immer noch nach dem gleichen Muster wie vor zwei Millionen Jahren. Daher überrascht es nicht, dass der Darm unter den heutigen extremen Belastungen streikt und vermehrt Entzündungen auftreten können.

INFO

So reduzieren Sie Bauchfett

- Basenreiche Ernährung
- Stress reduzieren
- Ausreichend Schlaf
- Moderate Bewegung

Gute Vorarbeit ist unerlässlich

Der Darm ist die letzte Station in der Nahrungs- und Nährstoffaufnahme. Mit Hilfe entsprechender Verdauungsenzyme zerlegt er die bereits aufbereitete Nahrung aus dem Magen in ihre kleinsten Bestandteile, damit sie ins Blut übergehen können. Als Teamplayer baut der Darm auf eine gute Vorbereitung des Speisebreis durch Mund und Magen, damit der Körper bald mit der notwendigen Energie versorgt werden kann. Doch das, was vorgelagerte Verdauungsorgane versäumt haben, kann der Darm nur schwer ausgleichen, und es stellt ihn vor große Probleme. Zusätzlich wirken sich Stress, Medikamente, eine vitalstoffarme Ernährung und vor allem mangelnde Bewegung negativ auf das Darmmilieu aus. Die Bakterien, unsere unerlässlichen Darmbewohner, geraten aus dem Gleichgewicht, und wir bekommen Blähungen, Völlegefühl, Bauchschmerzen, Verstopfung oder fühlen uns unwohl nach dem Essen. Eine gesunde Darmflora trägt maßgeblich dazu bei, dass alle Nährstoffe aus dem Essen ungehindert und ausreichend aufgenommen werden können.

Der Darm als Grenzkontrolle

Die Darmflora (neuerdings auch Darmmikrobiota genannt) ist der »Spiegel unserer Gesundheit«. Eine gesunde Darmflora setzt sich aus unzähligen Darmbakterien zusammen und bildet einen Großteil des Immunsystems. Über die Hälfte unserer Abwehrkräfte stecken im Darm und verhindern, dass sich Krankheitserreger im Darm ausbreiten. Darmbakterien sind auch in der Lage, Entzündungen zu kontrollieren. Das ist von unserem Körper sehr clever eingerichtet – alles, was von außen in den Körper, ins Blut gelangt, muss zunächst durch die »Passkontrolle« des Darms. Feinde oder Unruhestifter

SO PFLEGEN SIE DEN DARM

- Essen Sie langsam und kauen Sie gründlich. Schlingen Sie das Essen nicht herunter, sondern kauen Sie jeden Bissen mindestens 15-mal. Das entlastet die Verdauung.
- Essen Sie ballaststoffreich. Gemüse, Obst und Vollkornprodukte liefern reichlich Faserstoffe, die die Darmtätigkeit anregen und gleichzeitig »Futter« für gesunde Darmbakterien sind.
- Essen Sie häufiger fermentierte Produkte, wie z. B. Sauerkraut, sauer eingelegtes Gemüse oder gesäuerte Milchprodukte. Diese Produkte enthalten gute Milchsäurebakterien, die sich im Darm ansiedeln können und die Verdauung erleichtern.
- Trinken Sie ausreichend Wasser – mindestens 2 Liter pro Tag, damit Ballaststoffe besser quellen können und der Speisebrei leicht weiterbefördert werden kann.

werden schnell und gezielt unschädlich gemacht. Doch leider funktioniert die Kontrolle nicht immer lückenlos, vor allem dann nicht, wenn bereits eine Vielzahl unserer Darmbakterien aufgrund ballaststoffarmer Ernährung, Stress oder regelmäßiger Medikamenteneinnahme vernichtet wurde. Unter diesen Belastungen verändert sich die Zusammensetzung der Darmflora. Es entstehen Lücken oder winzige Löcher im Darm, durch die ungebetene Gäste ohne Kontrolle die Darmbarriere überwinden können. Kommen auf diese Weise Erreger und andere Stoffe, die normalerweise durch eine intakte Darmwand nicht hindurchschlüpfen könnten, ins Körperinnere, werden sie durch den Blutkreislauf schnell im gesamten Organismus verteilt. Sie werden dann als Fremdstoffe von der Körperabwehr identifiziert, und die gesamte Kaskade unseres Immunsystems mit der Produktion entzündungsfördernder Botenstoffe wird in Gang gesetzt. So werden schließlich stille, heimliche Entzündungen entfacht.

ANTI-ENTZÜNDLICHE ERNÄHRUNG

Mit keiner der täglichen Handlungen können wir der Gesundheit so viel Gutes tun, aber auch so viel schaden wie mit dem Essen. Fertignahrung und Mikrowellen haben uns nach und nach, ohne dass es uns bewusst geworden wäre, die gesunde Esskultur genommen.

Unsere heutigen Essgewohnheiten tragen dazu bei, dass wir zunehmend mit Krankheiten und Übergewicht kämpfen und unserer Vitalität beraubt werden. Es kann gar nicht oft genug betont werden, dass die richtige Ernährungsweise die Basis schlechthin ist für Gesundheit und Leistungsfähigkeit.

Selbst wenn Sie auf einige Jahre der Fehlernährung zurückblicken sollten – es ist nie zu spät: Wenn Sie Ihrem Körper bewusst die Nährstoffe zuführen, die er für einen reibungslosen Stoffwechsel braucht, erhöhen Sie Ihre Chancen deutlich, wieder zu mehr Leistungsstärke und Vitalität zurückzufinden.

Sattwerden ist nicht alles

Die Ernährung spielt eine bedeutende Rolle für persönliche Fitness, Figur, Schönheit und Gesundheit. Unsere tatsächliche, alltägliche Kost enthält jedoch reichlich Kalorien und säurebildende Nahrungsmittel. Wir essen zu viele tierische und stark verarbeitete Produkte sowie zu viele Weißmehlprodukte, Süßwaren, salzigen Knabbereien und trinken zu viel Alkohol, was die Säureflut im Körper erhöht. Es sind Nahrungsmittel, die oft nur noch Sättigungscharakter haben und weit davon entfernt sind, wertvolle, hochwertige Nährstoffe zu liefern. Das hat ernsthafte Folgen für unsere Gesundheit! Mit den richtigen Nährstoffen, im optimalen Verhältnis zueinander aufgenommen, können wir uns dagegen nicht nur vor Zivilisationskrankheiten wie z. B. Bluthochdruck, Diabetes oder Fettstoffwechselstörungen schützen, sondern wir legen die Basis dafür, dass der Körper Enzyme und Hormone für optimale Körperfunktionen herstellen kann. Und wir steigern Wohlbefinden und Fitness.

Kohlenhydrate – Qualität statt Quantität

Alles, was in unserem Körper passiert, verbraucht Energie. Die bekommt der Körper vorrangig aus Kohlenhydraten und nicht – wie häufig vermutet wird – aus Fett. Kohlenhydrate sind also die Energielieferanten schlechthin, denn wir können sie aufgrund ihrer einfachen Struktur relativ schnell spalten und in Energie umwandeln. Anders hingegen die Fette, die zuerst in der Leber zu Ketonkörpern umgebaut werden müssen, um als Energie zur Verfügung zu stehen. Kohlenhydratenergie ist auch so wichtig, weil einige Organe und Strukturen, insbesondere Gehirn, zentrales Nervensystem, Geschlechtsorgane und rote Blutkörperchen, ihre Energie am besten aus Kohlenhydraten gewinnen.

Wer allerdings zu viele Kohlenhydrate zu sich nimmt – man ahnt es schon –, muss damit rechnen, dass sie als Fettpölsterchen auf Oberschenkeln, Po und Hüften landen. Denn zu viele Kohlenhydrate werden in Fett umgebaut und als Reserveenergie gespeichert. Unser Stoffwechsel ist noch so programmiert wie bei den Jägern und Sammlern der Steinzeit. Sie ernährten sich bis zu 80 Prozent aus tierischem Eiweiß und Fett und nur zu einem sehr viel geringeren Anteil aus kohlenhydrathaltigen Lebensmitteln. Seit über 50 000 Jahren, als wir bzw. die Vorfahren des Menschen noch Jäger und Sammler waren, hat es keine wesentliche Veränderung bzw. Anpassung der menschlichen Gene gegeben. Wir leben sozusagen heute noch mit dem Stoffwechselprogramm der Steinzeit.

Die richtigen sollten es sein

Kohlenhydrate sind nicht gleich Kohlenhydrate, einfach ausgedrückt gibt es »gute« und »schlechte«.

»GUTE« KOHLENHYDRATE oder komplexe Kohlenhydrate mit höherem Ballaststoffgehalt werden langsam im Körper abgebaut und in Zuckerenergie umgewandelt. Es dauert also länger, sie zu spalten, zu verdauen, und die kleinen Zuckerbausteine kommen langsamer ins Blut. Dafür machen sie länger satt, und die Verdauung wird angeregt. »Gute« Kohlenhydrate stecken in Vollkorn, Kartoffeln, Obst, Gemüse, Salat und Hülsenfrüchten.

»SCHLECHTE« KOHLENHYDRATE oder schnelle Kohlenhydrate gelangen dagegen schnell ins Blut, lassen den Blutzucker- und Insulinspiegel rasch ansteigen, machen schnell wieder hungrig und provozieren Heißhungerattacken. »Schlechte« Kohlenhydrate sind enthalten in Zucker, Süßigkeiten, poliertem Reis und allen Produkten aus Weißmehl wie Weißbrot, Backwaren oder Nudeln.

Kohlenhydrate mit Anhang

Mit dem Verzehr »guter« Kohlenhydrate kann man mehrere Fliegen mit einer Klappe schlagen. Es geht um den Zusammenhang zwischen Insulin und dem Blutzuckerspiegel. Letzterer steigt mit der Aufnahme von Kohlenhydraten langsam an, und die Bauchspeicheldrüse setzt das Hormon Insulin frei. Es hat die Aufgabe, die Glukose, die Zuckerenergie, in die Zellen zu transportieren.

Mit dem Verzehr »guter« Kohlenhydrate steigt der Insulinspiegel nur moderat an. Ein Vorteil, denn es wird kein Fett aufgebaut. Darüber hinaus liefern Lebensmittel mit »guten« Kohlenhydraten eine Reihe weiterer Nährstoffe, wie z. B. Vitamine, Mineralstoffe, sekundäre Pflanzenstoffe und Ballaststoffe, die ebenso wertvoll für den Stoffwechsel sind und viele Körperreaktionen unterstützen.

Beim Kohlenhydratabbau werden jedoch genau die B-Vitamine und Mineralstoffe für die Bildung von Enzymen benötigt, die Lebensmittel mit komplexen, »guten« Kohlenhydraten auch liefern. Fehlen diese, weil wir hauptsächlich »schlechte« Kohlenhydrate mit geringem Nährstoffgehalt zu uns nehmen, verbraucht der Körper eigene Vitamin- und Mineralstoffreserven. Oder die Kohlenhydrate können nur unzureichend verstoffwechselt werden – mit negativen Folgen für die Gesundheit.

Nach einem bunten Essen mit viel Gemüse fühlt man sich nicht nur wohler, es enthält auch die »guten« Kohlenhydrate.

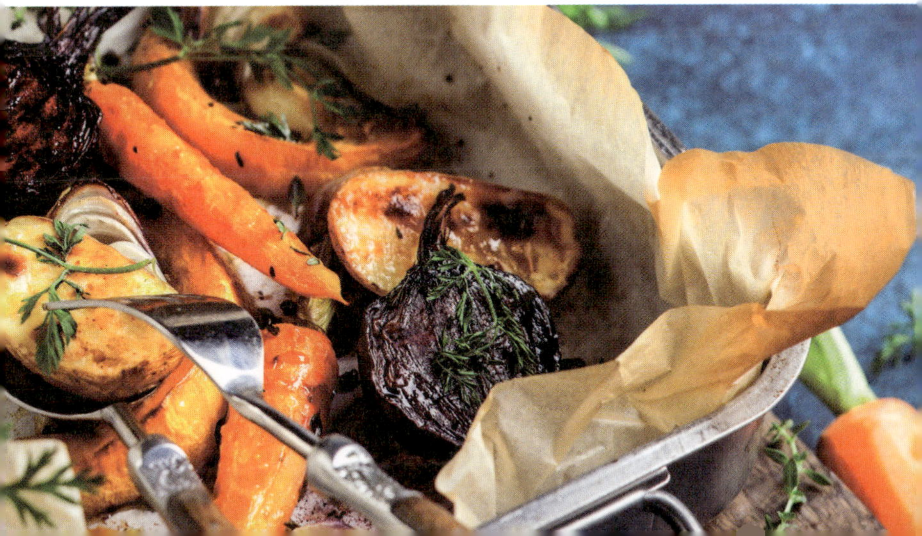

Kohlenhydrate aus Zucker & Co. heizen Entzündungen an

Das Risiko, stille, chronische Entzündungen zu entwickeln, steigt mit permanent erhöhtem Blutzuckerspiegel. Essen wir Weißbrot, Nudeln oder Schokolade, dauert es nicht lange, bis der Blutzucker- und dann auch der Insulinspiegel im Blut stark in die Höhe gehen. Auch mit unserer mittlerweile weit verbreiteten Snackingkultur, durch die wir viele kleine und große Mahlzeiten zu uns nehmen und ständig etwas essen, halten wir Blutzucker und Insulin permanent auf hohem Niveau. Das ist ein idealer Nährboden für die Entstehung stiller Entzündungen!

Besser wäre es, Lebensmittel mit überwiegend komplexen, »guten« Kohlenhydraten zu essen und mit drei Mahlzeiten am Tag auszukommen. In den Esspausen regulieren sich Blutzucker- und Insulinspiegel wieder, und der Organismus erholt sich.

Fette – mehr als nur Dickmacher

Nach wie vor hat das Thema Fett in der Ernährung einen schweren Stand in der Wahrnehmung vieler Verbraucher. Seit Jahrzehnten halten sich viele Vorurteile gegenüber fettreicher Ernährung. Zugegeben, ein Gramm Fett liefert 9 Kilokalorien, ein Gramm Kohlenhydrate dagegen nur 4 Kilokalorien. So wird Fett leider als heimlicher Dickmacher angesehen, den man meiden sollte. Low-Fat-Ernährung hatte lange Zeit Hochkonjunktur.

Weiterhin wird übermäßiger Fettkonsum für viele gesundheitlichen Probleme wie z. B. Arteriosklerose oder erhöhte Blutfettwerte verantwortlich gemacht. Und das, obwohl es sich längst herumgesprochen haben sollte, dass Fett nicht per se der Gesundheit schadet, sondern nur bestimmte Fette. Wissenschaftliche Studien belegen das längst.

Die Wahrheit über Fett

Tatsächlich ist es so, dass Nahrungsfett essenzielle Fettsäuren liefert, die der Körper selbst nicht herstellen kann. Sie sind also lebenswichtig für viele Stoffwechselabläufe.

Essenzielle Fettsäuren werden zum Aufbau der Zellwände benötigt und sind an der Bildung von Hormonen und des Gallensafts beteiligt. Fett ist zudem Aromaträger und Lösungsmittel für die fettlöslichen Vitamine A, D, E und K. Nur wenn das Gericht also auch etwas Fett enthält, können wir die darin enthaltenen fettlöslichen Vitamine auch aufnehmen und verwerten. Sonst verlassen sie ungenutzt wieder den Körper, und wir bekommen Vitaminmangel. Deshalb führt also extrem fettarmes oder sogar fettfreies Essen unweigerlich zu gesundheitlichen Problemen.

Die Krux mit »Light«-Produkten

Es ist ein Irrtum zu glauben, man lebe gesünder oder ernähre sich besser, wenn man bevorzugt »Light«-Produkte, also fettreduzierte Nahrungsmittel konsumiert. Ob Joghurt, Käse, Wurst oder Schokolade – beinahe täglich, so hat man zumindest das Gefühl, kommen neue fettreduzierte Produkte auf den Markt, die uns vor dem vermeintlichen Dickmacher schützen sollen. Tatsächlich sind die Produkte aber nicht nur fettarm, sondern liefern kaum noch

Diese fettreichen Lebensmittel zählen zu den gesündesten überhaupt.

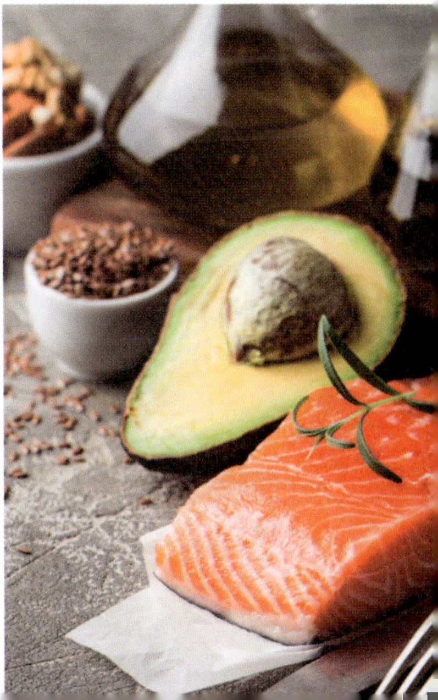

essenzielle Fettsäuren und sind deutlich ärmer an fettlöslichen Vitaminen. Stattdessen enthalten sie reichlich Kohlenhydrate in Form von Stärke und Zucker.

Fett ist nicht gleich Fett

Der gesundheitliche Wert wird bestimmt durch die aufgenommene Menge und die Art des Fettes, genauer gesagt durch Aufbau und Struktur der Fettsäuren. Sie werden in gesättigt, einfach ungesättigt und mehrfach ungesättigt unterteilt.

GESÄTTIGTE FETTSÄUREN kommen vor allem in tierischen Produkten vor, in festen Fetten oder Wurst, Käse, Milchprodukten, Butter oder Kokosöl. Auch viele Backwaren und Süßes sind reich an gesättigten Fettsäuren. Der Körper kann sie aufgrund ihrer stabilen Molekülstruktur nur schwer aufspalten und verstoffwechseln. Trotzdem sind sie nicht alle ungesund. Kokosöl beispielsweise liefert reichlich gesunde **Laurinsäure**, die auch in der Muttermilch enthalten ist. Laurinsäure wirkt entzündungshemmend und antimikrobiell.

Die gesättigten Fettsäuren werden im Körper in erster Linie zur Energiegewinnung herangezogen oder auch als Depotfett gespeichert.

EINFACH UND MEHRFACH UNGESÄTTIGTE FETTSÄUREN sind wichtiger für den Körper. Diese sind aufgrund ihrer gelockerten Struktur leichter verdaulich. Zu finden sind sie überwiegend in pflanzlichen Ölen und Seefisch. Sie spielen eine große Rolle im Kampf gegen stille Entzündungen.

Die einfach ungesättigte Fettsäure **Ölsäure** (Omega-9-Fettsäure) ist überwiegend in Oliven-, Raps-, Erdnuss-, Sesam- oder Avocadoöl enthalten.

Im Zentrum der Forschung stehen besonders die mehrfach ungesättigten Fettsäuren – Omega-3- und Omega-6-Fettsäuren. Es kristallisiert sich heraus, dass die essenziellen **Omega-3-Fettsäuren** der Schlüssel zur Gesundheit zu sein scheinen, die wir über Lein-, Hanf-, Raps- und Walnussöl sowie Seefische aufnehmen können. Omega-3-Fettsäuren haben ein immens hohes gesundheitliches Potenzial: Sie können chronische Entzündungen hemmen, die Durchblutung verbessern, Blutgefäße erweitern, Abwehrkräfte stärken und sogar Schmerzen lindern.

Omega-6-Fettsäuren, ebenfalls lebenswichtig für den menschlichen Organismus, kommen vorwiegend in Sonnenblumen-, Kürbiskern-, Maiskeim- oder Weizenkeimöl vor, aber auch in Eiern, Fleisch und Milchprodukten. Sie werden vom Körper vor allem für Wachstum, Wundheilung oder zur Infektionsabwehr benötigt.

Aber kein Vorteil ohne Nachteil! Obwohl die Omega-6-Fettsäuren zu den essenziellen Fettsäuren zählen, wirkt sich ein Zuviel ungünstig auf den Körper aus. Immer wieder wird vor übermäßigem Verzehr gewarnt. Wer jedoch viele Omega-3-reiche Lebensmittel verzehrt, muss keine Sorge haben, dass ein Omega-6-Fettsäuren-Überschuss entsteht, der das Fettsäureverhältnis in unserem Körper aus dem Gleichgewicht bringen könnte.

Das optimale Verhältnis von Omega-3 zu Omega-6 sollte 1 zu 5 sein. Doch laut Ernährungsex-

INFO

Empfehlungen zum Schutz vor Entzündungen

- Täglich 3 EL kaltgepresstes Pflanzenöl mit reichlich Omega-3-Fettsäuren verzehren (Lein-, Hanf-, Walnuss-, Raps-, Leindotteröl)
- 1- bis 2-mal pro Woche Seefisch
- Täglich 1 Handvoll Walnuss- oder Pinienkerne
- 1 - 2 EL Chia- oder Hanfsamen in das Müsli streuen
- Frittiertes und Paniertes reduzieren

perten liegt derzeit das Verhältnis bei 1 zu 20. Die Ursache dafür sieht man in einem zu hohen Konsum an tierischen Produkten und pflanzlichen Omega-6-reichen Ölen, wie z. B. Sonnenblumen-, Maiskeim- oder Weizenkeimöl.

Genau hinsehen

Die Omega-6-Fettsäure **Linolsäure** wird über verschiedene Stoffwechselstufen zu **Arachidonsäure** umgebaut, die wiederum entzündungsfördernde Eigenschaften hat. Im Gegensatz dazu wird die pflanzliche Omega-3-Fettsäure **Alpha-Linolensäure** vom gleichen Enzym in die hochwertige Eicosapentaensäure (**EPA**) und Docosahexaensäure (**DHA**) umgewandelt. Im Kampf gegen Entzündungen sind sie unerlässlich – EPA und DHA können chronische Entzündungen beruhigen.

Ernährungserhebungen bestätigen: Wir essen zu viel Omega-6-Fettsäuren. Unsere Ernährungsweise mit einem hohen Anteil an stark verarbeiteten Lebensmitteln zeigt bei Weitem nicht das Idealbild in Sachen gesundem Fettkonsum. Über unseren Ernährungsstil sorgen wir vielmehr dafür, dass sich immer häufiger Entzündungsherde bilden. Stellen Sie sich vor, die Omega-6-Fettsäuren sind das Gaspedal, das die Entzündungsreaktionen auslöst und ihnen hilft, sich auszubreiten, während Omega-3-Fettsäuren die Bremsen sind, die Entzündungsprozesse blockieren und eingrenzen.

Es ist also wie vielfach im Leben die richtige Mischung entscheidend – egal, ob es um Stress und Freizeit geht, Aktivität und Entspannung oder die Verteilung der Aktien auf verschiedene Fonds. Daher sollten wir bei der Wahl der Fette unseren Fokus bewusst auf Omega-3-Fettsäuren legen und unseren Speiseplan mit Lebensmitteln bereichern, die reich an Omega-3-Fettsäuren sind.

WELCHES FETT FÜR WELCHE VERWENDUNG?

FRITTIEREN ODER GRILLEN	DÜNSTEN UND ANBRATEN (MAX. 10 – 15 MINUTEN)	NICHT ERHITZEN – NUR FÜR KALTE SPEISEN
gesättigte Fettsäuren	einfach ungesättigte Fettsäuren	mehrfach ungesättigte Fettsäuren
Kokosöl, Palmöl, Ghee, Butterschmalz	Olivenöl, Erdnussöl, Sesamöl, Avocadoöl	Leinöl, Rapsöl, Hanföl, Walnussöl, Leindotteröl

Raffiniert oder kaltgepresst?

Das Herstellungsverfahren hat einen großen Einfluss auf den Charakter von Speiseölen, die durch Pressen ölhaltiger Pflanzenteile wie z. B. Samen, Früchte oder Schalen gewonnen werden.

RAFFINIERTE ÖLE werden durch Heißpressung oder Raffination gewonnen. Es entsteht ein nahezu geruchloses, helles, klares Öl, das in der Küche vielseitig eingesetzt werden kann. Jedoch gehen durch das Erhitzen nicht nur Geschmacks- und Geruchsstoffe verloren, auch der Gehalt an wertvollem Provitamin A, Vitamin E und Chlorophyll wird bei raffinierten Ölen leider auf ein Minimum reduziert.

KALTGEPRESSTE ÖLE enthalten aufgrund der schonenden Herstellung wesentlich mehr Vitamine, allen voran Vitamin E. Auch Geschmacksstoffe und essenzielle Fettsäuren bleiben größtenteils erhalten. Sie sind hervorragend geeignet für die kalte Küche, sollten aber nicht erhitzt werden, weil sie bei höheren Temperaturen leicht oxidieren und dabei schädliche Stoffe entstehen können.

Antioxidanzien gegen freie Radikale

Wer sich mit Ernährung und Gesundheit beschäftigt, stößt zwangsläufig auf den Begriff »freie Radikale«. Sie können der Gesundheit schaden, und es gilt, diese in Schach zu halten. Doch was sind freie Radikale, wie entstehen sie, und wie können wir uns davor schützen?

Der Sauerstoff, den wir über die Luft einatmen und den alle Körperzellen benötigen, wird bei Stoffwechselreaktionen gespalten. Wenn der Körper also aus den Kohlenhydraten oder Fetten des Mittagessens Energie gewinnt, ist auch Sauerstoff beteiligt. Die harmlosen Sauerstoffmoleküle aus der Atemluft werden dabei in sehr aggressive Sauerstoffatome – in freie Radikale – gespalten. Sie sind sehr reaktionsfreudig – sie fühlen sich quasi alleine und suchen schnell und ganz zielstrebig eine neue Verbindung. Die Zellwände mit ihrer Fettschicht bieten sich als perfekte Partner an. Freie Radikale steuern deshalb gerne Zellwände an, besetzen und verändern diese.

Das Erbgut in den Zellen, die DNA, kann durch Andocken freier Radikale ebenfalls verändert werden. Oder Cholesterin, das in freier Form in der Blutbahn unterwegs ist, wird als Partner auserkoren und verbindet sich mit dem Sauerstoffatom. Man spricht davon, dass das Cholesterin oxidiert, was zur Gefahr für die Arterien werden kann.

In dem Moment, in dem freie Radikale irgendwo im Körper andocken, werden Strukturen und Zellen beschädigt. Mit der Folge, dass die Zellfunktionen beeinträchtigt werden und entzündliche Prozesse entstehen. Nimmt die Flut an freien Radikalen nicht ab, können sich Entzündungen schnell ausbreiten und produzieren ihrerseits weitere freie Radikale. Nun kommt ein Teufelskreis in Gang, der jedoch mit entzündungshemmender Ernährung und Lebensführung durchbrochen werden kann.

DIE BESTEN SCHUTZSTOFFE

FÄNGT FREIE RADIKALE	IST HIER ENTHALTEN
Vitamin C	Gemüse und Obst, besonders in Aroniabeeren, Hagebutten, Granatapfelsaft, -kernen, Wildkräutern
Vitamin E	Nüsse, Sonnenblumenkerne, Cashewkerne, Pinienkerne, Avocado, Brokkoli, pflanzliche Öle
Beta-Carotin	Karotten, Spinat, Grünkohl, Mangold, Fenchel, Paprika, Papaya, Feldsalat, Aprikosen
Zink	Erdnüsse, Paranüsse, Linsen, Sonnenblumen- und Kürbiskerne, Haferflocken, Austern, Rindfleisch, Hartkäse
Selen	Paranüsse, Weizenkeime, Sonnenblumenkerne, Vollkorngetreide
Polyphenole	Kohl, Beeren, Äpfel, grüner Tee
Coenzym Q10*	Rindfleisch, Sardinen, Geflügel

* Der Körper kann es auch selbst bilden aus bestimmten Eiweißverbindungen, Vitamin C und B-Vitaminen.

Natürliche Feinde für freie Radikale

Im Körper entstehen täglich Tausende freier Radikale, gegen die sich der Körper wehren muss. Dabei sind die freien Radikale, die sich durch Stoffwechselreaktionen bilden, nur ein Bruchteil aller anfallenden freien Radikale. Negative Bedingungen wie Krankheiten, Medikamente, Rauchen, Umweltverschmutzung, Elektrosmog, UV-Licht, chronischer Stress oder extreme körperliche Aktivität tragen erheblich zur Bildung freier Radikale bei.

REZEPT

ANTIOXIDANZIEN-COCKTAIL

FÜR 2 PERSONEN

250 g Beeren (frisch oder tiefgefroren)

60 g Spinat (frisch oder tiefgefroren)

½ Avocado

½ Bund Petersilie

1 EL Sonnenblumenkerne

100 ml Sojamilch

250 ml Granatapfelsaft

1 Frische Beeren und Spinat waschen und verlesen. Tiefgekühlte Ware auftauen lassen. Avocadofruchtfleisch aus der Schale lösen und grob würfeln. Petersilie waschen und trocken schütteln.

2 Spinat, Petersilie, Sonnenblumenkerne und Sojamilch in einen leistungsstarken Mixer geben und kräftig pürieren.

3 Avocado, Beeren und Granatapfelsaft zugeben und erneut gut mixen.

Um die tägliche Flut abzufangen, bedient sich unser Körper der Hilfe verschiedener Radikalenfänger, der Antioxidanzien. Antioxidanzien sind ihre natürlichen Feinde. Sie ziehen die freien Radikale quasi wie ein Magnet an und sorgen dafür, dass sie keinen weiteren Schaden anrichten. Vitamin C, Vitamin E oder Beta-Carotin sind die bekanntesten Antioxidanzien.

Und der Körper kann noch auf weit mehr Unterstützung zurückgreifen. Spurenelemente wie z. B. Zink und Selen oder sekundäre Pflanzenstoffe wie z. B. Polyphenole sowie die körpereigene Verbindung Coenzym Q10 sind sehr aktiv gegen freie Radikale. Sie müssen allerdings in ausreichender Menge zur Verfügung stehen. Im nächsten Kapitel werden Lebensmittel vorgestellt, die wirksam sind im Kampf gegen die aggressiven Sauerstoffatome.

Beste Voraussetzungen

Ein gesunder Lebensstil und eine facettenreiche Ernährung können einen guten Beitrag leisten, damit möglichst wenig freie Radikale unseren Organismus belasten. Abbau von Stress, moderater Sport, ausreichend Schlaf, wenig Alkohol und kein Nikotin reduzieren nachweislich die Bildung freier Radikale. Gleichzeitig liefert eine gesunde Ernährung mit reichlich Gemüse, Obst, Vollkorngetreide und hochwertigen pflanzlichen Ölen eine breite Palette an Antioxidanzien, die dem Körper eine wertvolle Unterstützung im Kampf gegen freie Radikale sind.

Die auf Seite 37 genannten Radikalenfänger werden häufig auch als Nahrungsergänzungsmittel angeboten. Sie sollen eine ausreichende Versorgung sicherstellen. In manchen Lebenssituationen, z. B. bei bestimmten Krankheiten wie Diabetes, rheumatischen Erkrankungen, Entzündungen der Haut, im Leistungssport oder kurzfristig in besonderen beruflichen Stressphasen, mag die Einnahme von Nahrungsergänzungsmitteln gerechtfertigt sein, da ein Mehrbedarf manchmal über Lebensmittel alleine nicht gedeckt werden kann. Doch auch hier gilt Qualität vor Quantität. Synthetische Nahrungsergänzungsmittel können meist vom Körper nur schwer aufgenommen werden und unter Umständen mehr Schaden als Nutzen anrichten. Vielleicht gönnen Sie sich eher mal den Antioxidanzien-Cocktail auf Seite 38.

Wasser – das Lebenselixier

Wasser ist vermutlich das älteste Heilmittel der Welt. Viele Kulturen wussten um die Heilkraft des Wassers, ob als salzhaltige Solebäder bei Hauterkrankungen oder kalte Bäder zur besseren Durchblutung. Auch Pfarrer Sebastian Kneipp zeigte auf eindrucksvolle Weise, welche Heilkraft Wasser besitzen kann. Unzählige Menschen nutzen die Kneipp-Idee, um gesund zu bleiben und gesund zu werden.

Viele verbinden mit dem Kneippen lediglich das Wassertreten und die Wassergüsse. Aber das ist bei Weitem nicht alles. Er wusste längst, dass der Mensch fünf Dinge für ein gesundes Leben braucht: gesunde Ernährung, körperliche Bewegung, innere Balance, Kräuter und Wasser. Die Liste der Erkrankungen, die mit einer Kneipp-Kur positiv beeinflusst werden können, ist lang: Herz-Kreislauf-Störungen, Venenleiden, Erkrankungen der Atemwege, Reizmagen und Reizdarm, Infektanfälligkeit, Burn-out, Arthrose und Rheuma.

Heilkraft des Wassers

Wasser wirkt wahre Wunder, sowohl innerlich als auch äußerlich angewandt. Es übernimmt im Körper zahlreiche Aufgaben. So ist es ein zentraler Baustein unseres Körpers und bildet zusammen mit Eiweiß die Grundsubstanz zum Aufbau der Zellen. Als Lösungs- und Transportmittel versorgt es alle Zellen mit Vital- und Nährstoffen und sorgt dafür, dass Stoffwechselendprodukte abtransportiert und über Nieren und Haut ausgeschieden werden.

Bis zu 2,5 Liter Wasser gibt unser Körper täglich über Atmung, Schweiß, Urin und Stuhlgang ab. Diesen Flüssigkeitsverlust gilt es wieder auszugleichen. Denn unter keinem anderen Defizit leidet der Körper so schnell wie unter einem Flüssigkeitsmangel. Das überrascht nicht, denn jede einzelne Zelle benötigt Wasser, um lebenswichtige Funktionen zu erfüllen. Konzentrationsschwäche, Schwindel, Kopfschmerzen, Müdigkeit oder Übelkeit sind die ersten Symptome eines Wassermangels.

Trinken als Stoffwechselturbo

Durch regelmäßiges Wassertrinken wird der Stoffwechsel angeregt und jede einzelne Zelle mit frischem Wasser versorgt. Das Blut wird ausreichend mit Sauerstoff aus dem Wasser versorgt, und die Durchblutung des Gehirns verbessert sich.

Die Wahl des Getränks sollte gut überlegt sein: Tee, Kaffee, Limonade, Säfte oder alkoholische Getränke können den tatsächlichen Wasserbedarf allerdings nicht decken. Diese Getränke enthalten bereits viele gelöste Bestandteile und können die Reinigungsfunktionen im Körper nicht übernehmen. Es ist also wichtig, reines, klares Wasser zu trinken, am besten in Form von stillem Mineralwasser, Quellwasser oder Leitungswasser. Schließlich verwenden wir ja auch keine Limonade, um unsere Fenster oder den Boden zu putzen, weil uns das Reinigungsergebnis nicht zufriedenstellt. Je sauberer und klarer das Wasser, desto besser!

Natürlich stellt sich die Frage: Wie viel Wasser benötigen wir, um alle Körperfunktionen aufrechtzuerhalten? Als Faustregel gilt: Pro Kilogramm Körpergewicht sollten wir ca. 30 – 35 ml Wasser trinken. Der Bedarf steigt bei schwerer körperlicher Arbeit, Sport und hoher Umgebungstemperatur. Wer den Körper entgiften möchte, sollte ebenfalls mehr Wasser trinken.

SCHÜTZENDE LEBENSMITTEL

Die antientzündliche Ernährung legt den Fokus auf Lebensmittel, deren Inhaltsstoffe das Immunsystem bzw. die körpereigene Abwehr stärken oder entzündungsfördernde Botenstoffe blockieren. Diese Ernährung basiert auf natürlichen Lebensmitteln, trägt zu einer optimalen Nährstoffversorgung bei und kann die Gesundheit günstig beeinflussen.

Ob Gemüse, Obst, pflanzliche Öle, Fisch, Heilkräuter oder Getreide – in jeder der genannten Lebensmittelgruppen findet man zahlreiche leckere Lebensmittel, die antientzündliche Schutzstoffe liefern und sich positiv auf die Gesundheit auswirken.

Um das entzündungshemmende Potenzial voll auszuschöpfen, ist es zu Beginn der antientzündlichen Ernährung hilfreich, vorübergehend auf Kuhmilch und daraus hergestellte Produkte sowie auf Schweinefleisch zu verzichten. Diese Lebensmittel enthalten reichlich Arachidonsäure, die Entzündungen im Körper sogar anfeuert (siehe S. 22, 34 und 102). Arachidonsäure ist eine Fettsäure, die aus der Omega-6-Fettsäure Linolsäure entsteht. Der Körper bildet sie auch selbst und benötigt sie in geringen Mengen beim Aufbau der Zellwände und für die Bildung von Testosteron. Sie ist auch Bestandteil der Spermien. Ein Zuviel aus der Nahrung begünstigt jedoch chronische Entzündungen.

DIE ENTZÜNDUNGSHEMMER AUF EINEN BLICK

LEBENSMITTELGRUPPE	LEBENSMITTEL	ENTZÜNDUNGSHEMMENDE INHALTSSTOFFE
Fisch	Seefisch wie z. B. Lachs	Omega-3-Fettsäuren, Vitamin D
Pflanzenöle	Leinöl Leindotteröl Olivenöl Kokosöl Schwarzkümmelöl	Vitamin E, Polyphenole, Omega-3-, Omega-6- und Omega-9-Fettsäuren, Laurinsäure, Lignane, Gamma-Linolensäure
Getreide, Pseudogetreide und Hülsenfrüchte	Hafer, Buchweizen Teff, Quinoa weitere Hülsenfrüchte mit Entzündungsschutz: Kichererbsen, Linsen	Magnesium, Zink, Selen, Saponine, Beta-Glucane, Flavonoide (Rutin), Vitamin E, Beta-Carotin
Gemüse	Rote Bete Kohl rote Zwiebeln Knoblauch weitere Gemüsesorten mit Entzündungsschutz: Brokkoli, Spinat, Tomaten	Vitamine C und E, Beta-Carotin, Mangan, Selen, Zink, Antioxidanzien, Flavonoide, Senfölglycoside, Polyphenole
Obst	Granatapfel Aronia Hagebutte Beeren Kirschen Ananas weitere Obstsorten mit Entzündungsschutz: Papaya, Holunder	Zink, Selen, Vitamine C und E, Beta-Carotin, Polyphenole, Anthocyane, Flavonoide

DIE ENTZÜNDUNGSHEMMER AUF EINEN BLICK

LEBENSMITTELGRUPPE	LEBENSMITTEL	ENTZÜNDUNGSHEMMENDE INHALTSSTOFFE
Nüsse, Kerne und Samen	Walnuss Pinienkerne weitere Samen und Kerne mit Entzündungsschutz: Sonnenblumenkerne, Leinsamen	Omega-3-Fettsäuren, Omega-6-Fettsäuren, Vitamin E, Magnesium, Saponine
Kräuter und Gewürze	Kurkuma Ingwer Zimt Chili/Cayennepfeffer Gewürznelken Meerrettich Thymian Brennnessel Basilikum Salbei weitere Kräuter und Gewürze mit Entzündungsschutz: Bärlauch, Dill, Kamille, Nachtkerze, Rosmarin, Oregano, grüner, weißer und Kräutertee	ätherische Öle, Bitterstoffe, Flavonoide, Polyphenole, Salicylsäure, Terpene

Seefisch

»Mindestens 2-mal pro Woche Seefisch verzehren«, so oder so ähnlich lauten die Ernährungsempfehlungen, an die uns die Ernährungsgesellschaften regelmäßig erinnern. Was ja nicht falsch ist! Schließlich wirken sich Omega-3-Fettsäuren positiv auf das Herz-Kreislauf-System aus, verbessern den Blutfluss, beugen Bluthochdruck vor und wirken stark entzündungshemmend. Auch Sehkraft und Hirnleistung werden durch sie gestärkt.

Besonders wirksam sind die beiden Omega-3-Fettsäuren Eicosapentaen- (EPA) und Docosahexaensäure (DHA), die hauptsächlich in fettreichem Fisch wie Hering, Thunfisch, Lachs oder Makrele vorkommen. Sie haben schon richtig gelesen – in fettreichem Fisch!

Aber hört man nicht immer wieder Empfehlungen, den Fettkonsum im Blick zu behalten und sich nicht zu fettreich zu ernähren, zumal doch eine fettreiche Ernährung angeblich sogar entzündliche Prozesse begünstigt? Diese Verallgemeinerung ist jedoch nicht ganz richtig! Wie wir bereits wissen, spielt die Qualität der Fette, die wir zu uns nehmen, die entscheidende Rolle!

Lachs, Hering, Makrele und Co.

EPA und DHA sind die zwei Fettsäuren, die der Körper ohne aufwändige Umwandlungsprozesse direkt nutzen kann. Während DHA eher den Blutdruck senkt und eine große Bedeutung hat für eine normale Gehirnfunktion, für gute Lernfähigkeit und Konzentration, wirkt sich EPA günstig aus in der Behandlung von Depressionen und kann chronische Entzündungen wirkungsvoll lindern. Denn EPA bremst im Stoffwechsel jenes Enzym, das Arachidonsäure in entzündungsfördernde Stoffe umwandelt.

Neben den Omega-3-Fettsäuren liefert fetter Seefisch hochwertiges Eiweiß und ist reich an den essenziellen Aminosäuren, die leicht verdaulich sind, den Muskelaufbau fördern und die Bildung der Abwehrzellen begünstigen.

Darüber hinaus ist Fisch eines der wenigen Lebensmittel, die Vitamin D und Jod liefern. Vitamin D unterstützt das Immunsystem, indem es die Bildung körpereigener Abwehrstoffe aktiviert. Dabei senkt es den Entzündungsbotenstoff Tumornekrose-Faktor-Alpha (TNF-α) und sorgt dafür, dass der Anti-Entzündungsstoff Interleukin 10 ansteigen kann.

Jod wird in der Schilddrüse zur Bildung von Hormonen benötigt. Fehlt Jod, funktioniert unsere Schilddrüse, die zahlreiche Körperfunktionen zentral steuert, nicht richtig. Das kleine Organ lenkt fast alle wichtigen Funktionen im Körper, den gesamten Stoffwechsel und beeinflusst Hormone und seelisches Wohlbefinden.

Natürlich ist die beste Wahl

Unschlagbar an natürlichen Lebensmitteln ist, dass die Nährstoffe von Natur aus fein aufeinander abgestimmt sind – in der richtigen Menge und im richtigen Verhältnis. Diese präzise Zusammenset-

TIPPS FÜR »FISCHMUFFEL«

- Starten Sie mit kleinen Fischportionen, geben Sie z. B. gedünstete Thunfisch- oder Lachsstücke auf den Salat oder in die Suppe. Siehe auch die Rezepte ab Seite 208.
- Geben Sie pürierten Fisch in einen Aufstrich oder Dip.
- Nehmen Sie am Anfang tiefgefrorenen Fisch, der typische Fischgeruch ist schwächer.

zung findet man in keinem stark verarbeiteten Nahrungsmittel, auch nicht in Nahrungsergänzungsmitteln, die gerne als Ersatz für gesunde Lebensmittel angeboten werden. Z. B. Fischölkapseln mit viel EPA und DHA werden besonders jenen Menschen als Alternative angeboten, die keinen Fisch essen wollen und können. Leider enthalten diese Fischölkapseln jedoch meist ein Fischölkonzentrat ohne Vitamin D, Jod und Eiweiß, die das Ursprungslebensmittel Fisch eigentlich so gesund machen. Fischölkapseln leisten daher im Vergleich zum natürlichen Lebensmittel nur einen kleinen Beitrag zum Entzündungsschutz.

EPA- UND DHA-GEHALT EINZELNER FISCHSORTEN

	EPA (MG)	DHA (MG)	GESAMTGEHALT (MG)
Fettreiche Fische pro 100 g			
Sardine	747	1337	2084
Hering	740	1170	1910
Lachs	593	1155	1748
Makrele	588	739	1327
Thunfisch	223	593	816
Fettarme Fische pro 100 g			
Kabeljau/ Dorsch	104	250	354
Seelachs	221	373	594
Rotbarsch	250	330	550

Quelle: Souci-Fachmann-Kraut (2016): Die Zusammensetzung der Lebensmittel - Nährwert-Tabellen. 8., revidierte u. ergänzte Aufl., Wiss. Verlagsgesellschaft Stuttgart

Pflanzliche Öle

Pflanzenöle sind die Favoriten, wenn es darum geht, in welcher Form wir unser tägliches Fett aufnehmen sollten. Die Fettsäuren aus Olivenöl, Rapsöl & Co. sind aufgrund ihrer Zusammensetzung deutlich gesünder und leichter vom Körper aufzunehmen als Fettsäuren aus tierischen Fetten. Während Letztere vor allem gesättigte Fettsäuren enthalten, sind pflanzliche Öle reich an ungesättigten Fettsäuren, insbesondere liefern sie viel essenzielle, mehrfach ungesättigte Omega-3- und Omega-6-Fettsäuren. Öle mit reichlich Omega-3-Fettsäuren, wie z. B. Lein-, Hanf-, Raps- oder Walnussöl, werden in der antientzündlichen Ernährung besonders empfohlen. Aber auch Schwarzkümmel- und Borretschöl haben mit ihrem nennenswerten Gehalt an Gamma-Linolensäure entzündungshemmendes Potenzial.

Die Supermarktregale sind reich bestückt und es kann schwerfallen, die richtige Wahl zu treffen. Einfache Öle mit der Bezeichnung »Tafelöl«, »Speiseöl«, »Pflanzenöl« oder »Salatöl« sind meist Mischungen aus verschiedenen Pflanzenölen. Oft handelt es sich um raffinierte Öle, die in der heißen und kalten Küche Verwendung finden. Durch Raffination werden Farbpigmente, Geruchs-, Geschmacks- und Bitterstoffe entfernt. Sie sind meist geschmacksneutral. Anders dagegen bei kaltgepressten, nativen Ölen, deren Saat lediglich gepresst und nicht vorbehandelt wird. Ihr charakteristischer Geschmack ist durch die jeweilige Pflanzenart geprägt. Native Raps- und Walnussöle zeichnen sich beispielsweise durch ihr nussiges Aroma aus. Natives Olivenöl mit der Bezeichnung »extra« hat typischerweise eine grünliche Farbe und schmeckt leicht bitter. Es wird ausschließlich durch mechanische Verfahren gewonnen.

Kaltgepresste Öle eignen sich vor allem für die Zubereitung von Salaten, Vorspeisen und Desserts. Werden die Öle erhitzt, gehen ihre wertvollen Inhaltsstoffe verloren. Da die darin enthaltenen Fettsäuren empfindlich sind und leicht oxidieren, ist ihre Haltbarkeit begrenzt.

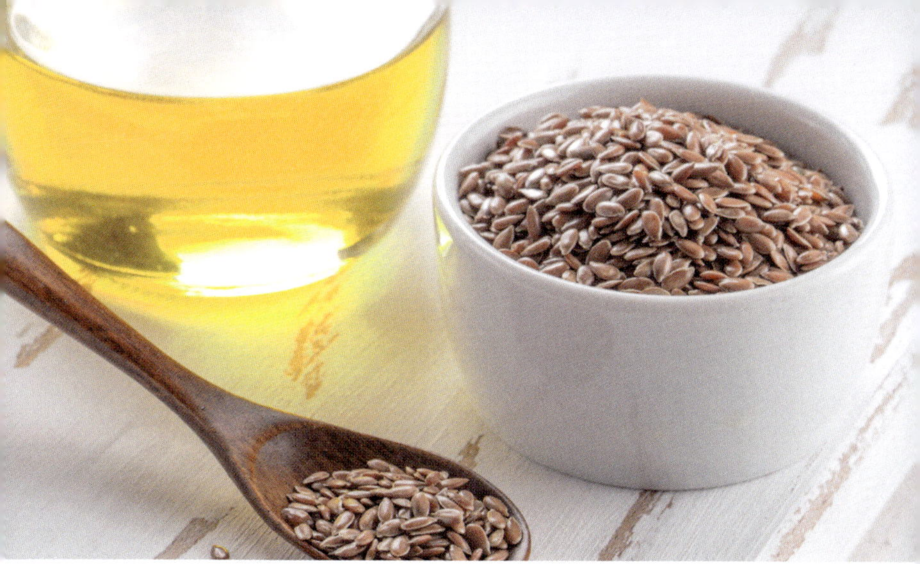

Die entzündungsschützenden Fettsäuren im Leinöl sind besser verfügbar für den Körper als aus Leinsamen, dem Rohstoff für das Öl.

Leinöl – der Star unter den pflanzlichen Ölen

Leinsamen sind kein unbekanntes Lebensmittel. Die kleinen braunen Samen werden aufgrund ihres hohen Ballaststoffgehalts häufig bei Verdauungsproblemen empfohlen. Schon die Menschen der Jungsteinzeit wussten um die Vorzüge der Leinpflanze.

Aus Leinsamen wird das wertvolle Leinöl gewonnen. Lange Zeit konnte man Leinöl nicht in den Supermarktregalen finden. Oliven-, Traubenkern- oder Kürbiskernöl hatten die Regalplätze erobert und Öl aus Leinsamen musste sich mit dem Status »Mauerblümchen« zufriedengeben.

Dabei hebt sich Leinöl von anderen pflanzlichen Ölen durch seinen einzigartig hohen Gehalt an Omega-3-Fettsäuren ab. Kein anderes Pflanzenöl liefert mehr Alpha-Linolsäure. Neben dem auffallend hohen Gehalt an Omega-3-Fettsäuren verfügt Leinöl über zahlreiche weitere gesunde Inhaltsstoffe. Dazu zählen Lezithin, Vitamin E und Lignane, die antioxidative Wirkung besitzen (siehe S. 36 ff.).

Vorsicht, leicht verderblich

In mehreren Studien wurde nachgewiesen, dass ein regelmäßiger Verzehr von Leinöl dazu beitragen kann, das Risiko für Arteriosklerose und Alzheimer zu verringern. Omega-3-Fettsäuren haben erwiesenermaßen entzündungshemmende Wirkung, sie stärken das Immunsystem und beeinflussen den Blutdruck positiv. Auch für gesunde Haut, Haare und Nägel benötigt man reichlich Omega-3-Fettsäuren.

Doch obwohl der gesundheitliche Wert von Leinöl und dessen Omega-3-Fettsäuren weitgehend bekannt ist, wird Leinöl in der modernen Küche kaum verwendet, obwohl es schon von alters her als Speiseöl verwendet wurde. Ein Grund dafür ist, dass Leinöl ein sehr empfindliches Lebensmittel ist und leicht verdirbt. Mehrfach ungesättigte Fettsäuren reagieren mit Sauerstoff und können relativ schnell oxidieren. Dann weicht der angenehm milde Geschmack des frischen Leinöls einem unangenehm bitteren und herben Geschmack.

Um in den vollen Genuss der wertvollen Nährstoffe zu kommen, die durch falsche Pressung, Verarbeitung, Abfüllung und Lagerung verloren gehen können, sollten Sie beim Kauf auf gute Qualität achten. Die beste Qualität liefert ein biologisch angebautes, kaltgepresstes Leinöl.

TIPPS ZUM EINKAUF VON LEINÖL

- Kaufen Sie frisches, kaltgepresstes Leinöl in Bioqualität.
- Kaufen Sie kleine Einheiten in dunklen Flaschen, z. B. 250-ml-Flaschen.
- Bewahren Sie Leinöl im Kühlschrank auf.
- Verbrauchen Sie den Inhalt angebrochener Flaschen innerhalb von 4 Wochen.

Leindotteröl

Leindotteröl gehörte zur täglichen Ernährung der Kelten und Wikinger. Schon sie wussten den einzigartigen gesundheitlichen Wert zu schätzen.

Die Pflanze Leindotter (Camelina sativa Crtz.) trägt hell- und dunkelgelbe Blüten, ähnlich der Rapsblüte, und blüht etwa ab April. Leindotteröl wird aufgrund seines milden Geschmacks gern in der kalten Küche für Salatsaucen und Rohkost verwendet. Es verfeinert auch hervorragend gekochte Kartoffeln und Gemüsegerichte.

Der Gehalt an mehrfach ungesättigten Fettsäuren, insbesondere Omega-3-Fettsäuren, ist auch bei Leindotteröl beachtlich und durchaus eine gesunde Alternative zu Leinöl. Geschmacklich erinnert es an Erbsen.

Olivenöl – das flüssige Gold

Seit über 5000 Jahren ist der Olivenbaum der Menschheit bekannt und steht als Sinnbild für Frieden und Wohlstand. Nicht zu Unrecht wird das aus seinen Früchten gewonnene Öl auch »heiliges Öl« genannt, denn es besitzt eine Fülle aktiver biologischer Substanzen. Experten schreiben diesem Pflanzenöl über 1000 verschiedene Wirkstoffe zu.

Olivenöl besteht zu fast 80 Prozent aus einfach ungesättigten Fettsäuren und ist reich an natürlichem Vitamin E sowie Sterinen und phenolischen Verbindungen. Insbesondere die einfach ungesättigten Fettsäuren haben einen positiven Effekt auf den Cholesterinspiegel. Sie sind in der Lage, das schädliche LDL-Cholesterin zu senken und das gute HDL-Cholesterin zu erhöhen.

Besondere Bedeutung wird heute den im Olivenöl enthaltenen sekundären Pflanzenstoffen, den Polyphenolen, zugeschrieben. Sie machen es zum natürlichen Anti-Aging-Öl, weil sie uns vor Angriffen der freien Radikale schützen und die Zellwände stärken (siehe auch S. 36ff.).

Der Inhaltsstoff Oleocanthal, der von dem Biologen Dr. Gary Beauchamp rein zufällig entdeckt wurde, ist mitverantwortlich für die entzündungshemmende Wirkung von nativem Olivenöl. Oleocanthal wirkt ähnlich wie das Medikament Ibuprofen – es hemmt das Enzym Cyclooxygenase, das dazu beiträgt, dass aus der Omega-6-Fettsäure entzündungsfördernde Stoffe entstehen. Olivenöl kann also wie andere Pflanzenöle vor chronischen Entzündungen schützen. Ein natives, kaltgepresstes Olivenöl, das beim Schlucken ein leichtes Kratzen im Hals verursacht, ist laut den Forschern reich an Oleocanthal.

Weiterhin enthält natives Olivenöl verschiedene Polyphenole, darunter Oleuropein und Flavonoide, die nach wissenschaftlichen Untersuchungsergebnissen ähnlich wirken können wie Antihistaminika, sie mildern also die Wirkung von Histamin.

Kann Olivenöl bei Allergien helfen?

Leiden wir unter einer Allergie, wie z. B. Heuschnupfen, produziert unser Immunsystem, genauer gesagt die Mastzellen, größere Mengen an Histamin, das sich im Gewebe ansammelt. Die Folgen von zu viel Histamin sind z. B. Juckreiz, starke Schleimproduktion oder entzündete Augen. Die Polyphenole aus Olivenöl können diese Reaktionen abschwächen, indem sie die Histamin-Rezeptoren blockieren. Der Körper bildet dann weniger Histamin, und die Beschwerden nehmen ab.

Wie wirkt Olivenöl?

Innerlich angewandt reinigt Olivenöl von Giftstoffen, regt den Stoffwechsel an, fördert die Verdauung, beugt Schleimhautaustrocknung vor und senkt den Cholesterinspiegel. Aber auch äußerlich angewandt, pflegt es trockene, rissige Haut und lässt Wunden schneller heilen.

Die einfach ungesättigten Fettsäuren des Olivenöls wirken positiv auf Verdauung und Fettstoffwechsel. Ein Esslöffel Olivenöl, morgens auf nüchternen Magen eingenommen, regt die Darmtätigkeit an und kann bei Magenverstimmung, Gastritis, Blähungen, Sodbrennen und Verstopfung helfen.

Kokosöl – ein Multitalent

»Baum des Himmels« wird die Kokospalme in vielen tropischen Ländern genannt, wo sie meist in Küstennähe bis zu 30 Meter hoch wächst und die Menschen reich beschenkt. Das Holz dient als Baumaterial, die Blätter werden zu Dachbedeckungen oder geflochtenen Körben und Matten verarbeitet, die Früchte, die Kokosnüsse mit dem Kokoswasser, dienen als gehaltvolle Nahrung und gesundes Getränk – und selbst aus den harten Schalen werden noch Schmuckstücke hergestellt oder Souvenirs geschnitzt.

Auch aus der exotischen Küche ist die Kokosnuss nicht wegzudenken, und so mancher tropische Drink verdankt sein Aroma cremigweißer Kokosmilch.

Die ursprüngliche Heimat der Kokospalme soll Südostasien gewesen sein. Über die widerstandsfähigen Früchte, die sogar kilometerweit übers Meer treiben und dann an Land noch keimen und Wurzeln schlagen können, haben sich Kokospalmen in frostfreien Gegenden sehr weit verbreitet.

INFO

Hätten Sie's gewusst?

Botanisch gesehen ist die Kokosnuss keine Nuss, sondern eine Steinfrucht, wie z.B. auch Kirschen, Pflaumen oder Aprikosen. Der Samen der Kokosnuss wird außen von einer dicken grünen Faserschicht umhüllt, unter der die steinharte, rund fünf Millimeter dicke braune Kernschale liegt. Sie hüllt das weiße, fetthaltige und nahrhafte Fruchtfleisch sowie bis zu 500 ml klares Kokoswasser ein. Diese je nach Reifegrad mehr oder weniger süße Flüssigkeit hat die Kokosnuss als Wasserreserve für das spätere Auskeimen angelegt.

Aus dem Kernfleisch der Kokosnuss, dem Kopra, wird Kokosöl gewonnen. Zunächst wird das Fruchtfleisch getrocknet und dann in Ölmühlen gepresst. Das dabei austretende Kokosöl wird aufgefangen. Kokosöl zählt zu den Fetten mit einem hohen Anteil an gesättigten Fettsäuren (ca. 90 Prozent). Auf den ersten Blick wirkt das erschreckend, vor allem da häufig vor dem Verzehr gesättigter Fettsäuren gewarnt wird, die sich doch negativ auf unsere Gesundheit auswirken sollen. Doch man muss differenzieren.

Laurinsäure unterstützt das Immunsystem

Gesättigte Fettsäuren lassen sich in drei Gruppen einteilen: langkettig gesättigte Fettsäuren, mittel- und kurzkettig gesättigte Fettsäuren. Die langkettigen sind für den Körper schwer verdaulich, haben insgesamt einen ungünstigen Einfluss auf den Stoffwechsel und sind nur in Maßen zu empfehlen. In Kokosöl sind jedoch überwiegend kurz- und mittelkettige Fettsäuren zu finden. Sie werden auch MCT-Fette genannt und vom Körper nicht nur schneller und leichter verdaut, sondern können insbesondere für Menschen mit Verdauungsproblemen und entzündlichen Darmerkrankungen von großem gesundheitlichem Nutzen sein. Mit Hilfe von MCT-Fetten können nämlich bestimmte Nährstoffe wie fettlösliche Vitamine oder kurzkettige Fettsäuren besser aufgenommen werden. Sie tragen so zu einer besseren Nährstoffversorgung bei und reduzieren bei Menschen mit geschwächtem Darm das Risiko der Mangelversorgung.

Außerdem schützt die in Kokosöl enthaltene Laurinsäure die Darmwand und kann Entzündungsreaktionen entgegenwirken. Laurinsäure, auch ein natürlicher Bestandteil der Muttermilch, schützt den Körper vor Viren und Bakterien. Sie ist in der Lage, deren fetthaltige Hülle zu zerstören, und macht sie auf diese Weise unschädlich. Laurinsäure unterstützt und stärkt so das Immunsystem und die körpereigene Abwehr.

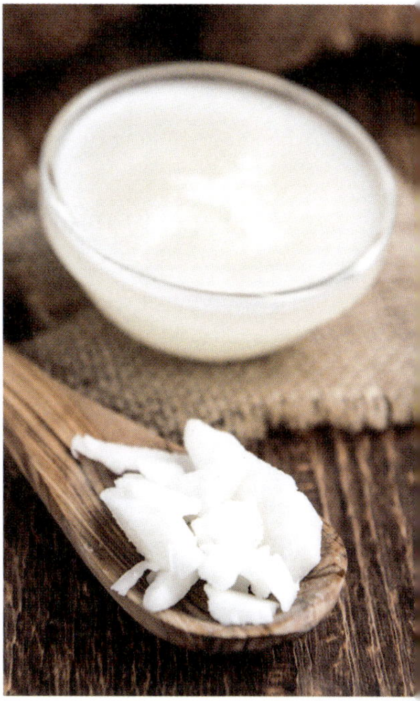

Kokosöl stärkt die Darmgesundheit und schützt vor heimlichen Entzündungen.

Kokosöl in der Kosmetik

Es ist kein Zufall, dass Kokosöl nicht nur in der Lebensmittelproduktion, sondern auch in der Kosmetikindustrie in vielen Haut- und Sonnenschutzcremes Verwendung findet. So wie Kokosöl den Körper von innen schützt und nährt, so kann es auch bei äußerlicher Anwendung die Haut pflegen und gegen schädliche Umwelteinflüsse wappnen.

Einen weiteren Vorteil hat das Öl zu bieten: Kokosöl ist wegen der vielen gesättigten Fettsäuren hoch erhitzbar, und es enstehen bei der Zubereitung keine gesundheitsgefährdenden Stoffe, wie z. B. Transfette. In der Küche eignet es sich gut zum Dünsten, Braten, Backen oder Frittieren und gibt den Speisen eine dezente, leicht exotische Note.

Schwarzkümmelöl – für die Gesundheit

Schwarzkümmel wird in unseren Küchen eher selten verwendet. Dabei sind die kleinen Samen seit jeher in vielen Ländern ein beliebtes Gewürz, das zur Verfeinerung vieler süßer und herzhafter Speisen eingesetzt wird. Die Samen fördern die Verdauung, intensivieren das Aroma und steigern die Bekömmlichkeit vieler Gerichte. Die schwarzen Samen des Echten Schwarzkümmels verleihen dem türkischen Fladenbrot seine pikante Würze.

Schwarzkümmel und daraus hergestelltes Öl können sogar bei Allergien helfen.

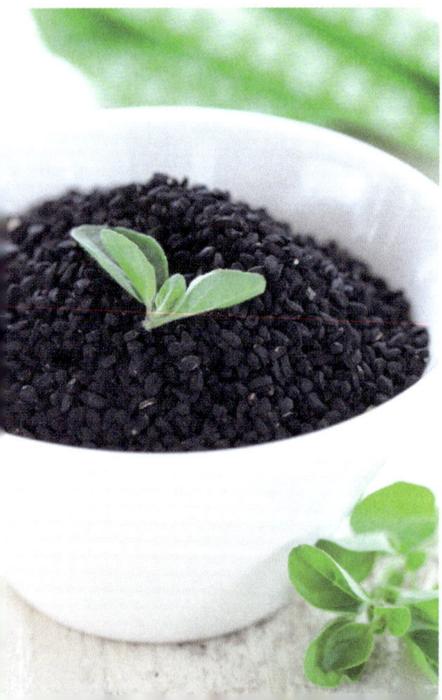

Viele traditionelle Lehren schreiben dem Schwarzkümmel diverse Heilwirkungen zu. In der Antike wurde sein Öl sowohl als Schönheits- als auch Heilmittel geschätzt. In der ägyptischen Volksmedizin wird der Samen zur Linderung von Blähungen empfohlen und das Öl zur Behandlung der oberen Atemwege. Die ayurvedische Medizin geht vor allem von einer milchsteigernden Wirkung bei stillenden Müttern aus. Weiterhin soll es nach traditioneller indischer Lehre gesundheitsfördernde Wirkung bei Schnupfen, Kopfschmerzen, Gelenk- und Zahnschmerzen haben.

Auch in der westlichen Naturheilkunde weiß man, dass Schwarzkümmelöl viele gesundheitlich hochwirksame Stoffe enthält. Das Öl kann Entzündungen und Schmerzen lindern und hat eine desinfizierende Wirkung. Schwarzkümmelöl kann die Immunabwehr steigern und den Blutzuckerspiegel senken.

Inhaltsstoffe

Schonend gepresstes Schwarzkümmelöl enthält im Wesentlichen die beiden mehrfach ungesättigten Fettsäuren Linolsäure und Gamma-Linolensäure. Daneben ist es reich an Thymochinon – ein ätherisches Öl, das gegen Bakterien wirkt. Kaum ein anderes pflanzliches Öl enthält solch eine Vielzahl an Vitaminen, wie z. B. einige B-Vitamine, Vitamin E, und die Mineralstoffe Magnesium, Selen und Zink. Schwarzkümmelöl besticht durch einen weiteren Inhaltsstoff: Melanthin. Das ist ein Schleimstoff, der die Atemwege bei Bronchitis oder Erkältungen freimachen kann.

Einen besonders guten Ruf hat Schwarzkümmelöl im Kontext mit Allergien. Viele Allergiker können Prostaglandine (Gewebehormone) nicht ausreichend selbst bilden. Schwarzkümmelöl unterstützt die Prostaglandin-Bildung, was die Beschwerden bei verschiedensten Allergien lindern kann – vorausgesetzt, Schwarzkümmelöl wird regelmäßig eingenommen. Bei täglicher Einnahme von 1 – 2 Teelöffeln Schwarzkümmelöl kann man bereits von den zahlreichen, insbesondere von der entzündungshemmenden Wirkung des Schwarzkümmelöls profitieren.

Das breite Spektrum an gesundheitsfördernden Eigenschaften ist der Grund, warum Schwarzkümmelöl bei uns häufig wie ein Nahrungsergänzungsmittel eingenommen wird. Dabei kann das Öl mit seinem leicht nussigen Geschmack wunderbar für die Zubereitung kalter Speisen verwendet werden. Zum Anbraten sollte man es nicht verwenden, da es den hohen Temperaturen nicht standhält und die wertvollen Inhaltsstoffe in der Hitze verloren gehen. Currygerichte, Hülsenfrüchte, Gemüse, Brot, Fisch- und Fleischgerichte profitieren von dem aromatischen Geschmack des Samens.

TIPP Die Samen des Echten Schwarzkümmels können vor der Verwendung in der Küche in einer heißen Pfanne ohne Öl vorsichtig geröstet werden. So entfaltet sich das volle Aroma.

Getreide und Pseudogetreide

Mais, Reis und Weizen sind die weltweit am häufigsten angebauten Getreidearten. In vielen Ländern der Welt sind sie Grundnahrungsmittel. Weizen ist das »Brotgetreide« schlechthin und kaum eine Backware ist frei von Weizen. Einige Menschen vertragen jedoch keine glutenhaltigen Getreide und daraus hergestellte Produkte. Grund dafür sind bestimmte Erkrankungen, wie z. B. eine Glutenunverträglichkeit. Wer darunter leidet, leidet oft auch unter einer stark verminderten Aufnahme der Nährstoffe im Darm, weil sich die Darmschleimhaut verändert. Die sogenannten Darmzotten bilden sich zurück, und die Patienten können Vitamine, Mineralstoffe, Fette oder Eiweiße beispielsweise nicht mehr in ausreichender Menge aufnehmen.

Gluten und seine Wirkung

Gluten, auch Klebereiweiß genannt, ist ein Stoffgemisch aus Proteinen, das im Samen einiger Getreidearten vorkommt. Es sorgt beim Backen für eine gute Teigstruktur, Brot und Brötchen werden locker, leicht und bleiben länger frisch.

VIEL GLUTEN haben Weizen, Dinkel, Roggen, Kamut, Einkorn und Hartweizen.

WENIGER GLUTEN liefern Hafer und Gerste.
GLUTENFREI sind die Pseudogetreidearten, wie z. B. Teff, Hirse, Amaranth, Quinoa, Buchweizen sowie Mais und Reis.

Manche Menschen bekommen nach dem Verzehr glutenhaltiger Speisen Bauchschmerzen, sie fühlen sich unwohl oder leiden unter Blähungen. Oft liegt das an einer Glutenunverträglichkeit. Es ist jedoch nicht so, dass man diesen Eiweißstoff entweder problemlos verträgt oder unter Zöliakie leidet. Es ist keine Frage von Entweder-oder, es gibt viele Abstufungen dazwischen. Auch hier gilt wieder: »Die Dosis macht das Gift.« Die individuell verträgliche Menge exakt herauszufinden, gleicht oft der Suche nach der Nadel im Heuhaufen. Ein guter und erfahrener Ernährungsberater ist oft ein hilfreicher Begleiter.

Wer glutenhaltige Backwaren nicht verträgt, muss jedoch nicht hungern. Hinsichtlich ihres Nährstoffgehalts sind Pseudogetreidearten eine echte und köstliche Alternative zu herkömmlichen Getreidearten. Sie überzeugen durch eine gute Eiweißzusammensetzung, liefern viel Mineral- und Ballaststoffe und ermöglichen eine große geschmackliche Abwechslung.

Hafer – ein Vollkorn-Allrounder

Einst war Hafer einfach nur ein Gras, eine Art Unkraut, das auf unbekannten Wegen von Mesopotamien ins mittlere Europa gelangte. Die systematische Kultivierung erfolgte in der Bronzezeit um 200 v. Chr. vor allem durch die Germanen, die bald als »Haferfresser« verschrien waren. Seinen Namen erhielt der Hafer ursprünglich von dem Tier, das ihn am meisten gefressen hatte – dem Bock (germanisch »Habra«).

Über die letzten Jahrhunderte hat Hafer eine steile Karriere hingelegt und wurde im Jahre 2017 sogar zur Arzneipflanze des Jahres gekürt. Und das nicht ohne Berechtigung!

Der Hafer als Heilpflanze, wer hätte das geahnt? Unsere Vorfahren vermutlich schon. Hildegard von Bingen sang bereits ein Loblied auf den Hafer, auf seine sanfte Wirkung für die Haut und für ein fröhliches Gemüt.

Wertvoller Inhalt

Hafer zählt zu den gesündesten Getreidearten schlechthin. Er ist deutlich nährstoffreicher als Weizen oder Roggen, und er ist glutenarm. Keines der bei uns bekannten Getreide liefert so viel Eiweiß und Fett wie der Hafer. 70 Prozent der Fette sind ungesättigte Fettsäuren, die für den Menschen lebensnotwendig sind. Auch die für Gehirn und Nervensystem unentbehrlichen B-Vitamine sind reichlich enthalten. So kann knapp ein Viertel des Bedarfs an den Vitaminen B_1 (Thiamin) und Folsäure bereits mit einer Portion Haferflocken gedeckt werden. Außerdem liefert Hafer viel Eisen, Zink, Kupfer, Silizium, Kalzium und Mangan, die wichtige Funktionen bei zahlreichen Stoffwechselvorgängen übernehmen.

Beta-Glucane für gute Blutwerte

Das volle Korn des Hafers zeichnet sich durch seinen hohen Gehalt an löslichen Ballaststoffen aus, die einen erhöhten Cholesterin- und Blutzuckerspiegel senken können. Insbesondere die Beta-Glucane, eine besondere Art von Ballaststoffen, sind für diese Wirkung verantwortlich.

Beta-Glucane bilden im Speisebrei eine zähflüssige Masse, was die Aufspaltung der Kohlenhydrate nach der Mahlzeit verzögert. Die kleinsten Bausteine, die Glukose, sickern dadurch nur langsam ins

Blut, und schnelle, große und ungünstige Schwankungen des Insulinspiegels können verhindert werden.

Beta-Glucane haben noch weitere positive Eigenschaften: Sie binden freie Gallensäure im Darm, machen sie damit »unwirksam«, und der Körper scheidet sie aus. Auf diese Weise helfen Beta-Glucane, den Cholesterinspiegel zu senken, denn der Körper bildet Cholesterin aus Gallensäuren. Lösliche Ballaststoffe wie z.B. Beta-Glucane können auch Schwermetalle binden und sorgen dafür, dass der Körper sie ausscheiden kann.

Hafereiweiß und -fett sind besonders gut bekömmlich und leicht verdaulich, was Hafer zu einem beliebten diätetischen Lebensmittel macht, insbesondere für Menschen nach einer Magen- oder Darmoperation. Als Tee wird Hafer gerne bei Erschöpfung, Schlaflosigkeit und als Beruhigungsmittel empfohlen.

Haferstroh

Nicht nur das volle Korn trägt zum gesundheitlichen Wohlbefinden bei. Auch das Haferstroh macht das Getreide gesundheitlich interessant. Experten empfehlen ein Bad mit Haferstroh bei rheumatischen Erkrankungen, Gicht oder Neurodermitis sowie zur Beruhigung und Schlafförderung. Der hohe Anteil der Kieselsäure (Silizium) wirkt bei äußerlicher Anwendung entzündungshemmend und juckreizlindernd.

REZEPT

EIN BAD AUS HAFERSTROH

100 g getrocknetes, gehäckseltes Haferstroh mit 4 Litern kochendem Wasser übergießen.
30 Minuten ziehen lassen, dann abseihen. Den Ansatz ins Badewasser geben.

BADEZEIT: etwa 10 - 20 Minuten baden bei 36 - 38 °C; maximal 2 x pro Woche.

Buchweizen – gute Alternative zu Weizen

Buchweizen ist nicht – wie man vielleicht erwarten würde – mit dem Weizen botanisch verwandt, sondern mit Sauerampfer und Rhabarber. Buchweizen ist kein Getreide, er zählt zu den sogenannten Pseudogetreidearten. Die ursprünglich im asiatischen Raum beheimatete Kulturpflanze hat jedoch längst auch unsere Küchen erobert. Buchweizen ist im Vergleich zu anderem Getreide glutenfrei, ein echter Pluspunkt für Menschen mit einer Unverträglichkeit auf Gluten, z. B. Zöliakie. Auch bei vielen anderen Darmbeschwerden wirkt er wohltuend und beruhigend. Er lässt sich vielseitig zubereiten und liefert zahlreiche gesunde Inhaltsstoffe. Das macht ihn so beliebt.

Heilmittel und Lebensmittel

In seiner Heimat wird Buchweizen nicht nur als Speise verzehrt, er wird seit jeher in der Traditionellen Chinesischen Medizin auch als Heilmittel eingesetzt. In Deutschland wurde ihm bereits Ende der 1990er Jahre die Auszeichnung »Heilpflanze des Jahres« verliehen. Das lag sicherlich nicht nur daran, dass er hochwertiges Eiweiß liefert, was ihm insbesondere in der Sporternährung oder bei veganer und vegetarischer Ernährung einen wichtigen Stellenwert einräumt. Auch der beachtliche Anteil an lebenswichtigen Mineralstoffen und Spurenelementen, wie z. B. Magnesium, Mangan, Zink und Kupfer, ist nicht alleine ausschlaggebend gewesen für den Erhalt der Auszeichnung.

Seine herausragende Stellung gaben ihm Wissenschaftler aufgrund seines Spektrums an sekundären Pflanzenstoffen, wie z. B. Flavonoiden. Das Flavonoid Rutin hat eine antioxidative Wirkung – es kann also aggressive freie Radikale unschädlich machen – und wird gegen

Entzündungen eingesetzt. Diese Wirkung wird durch Vitamin E noch verstärkt. Wie günstig, dass Buchweizen gleichzeitig auch reichlich Vitamin E liefert!

Rutin schützt die Blutgefäße, sorgt im Zusammenwirken mit anderen Stoffen dafür, dass das Blut dünnflüssig bleibt, nicht dick wird und verklumpt.

Rutin ist beteiligt an der Regulierung des Cholesterinspiegels, stärkt die Blutgefäße, trägt zur Senkung des Blutdrucks bei und vermindert so das Risiko von Herz-Kreislauf-Erkrankungen.

Buchweizen enthält viele Ballaststoffe, die den Stoffwechsel und die Verdauung anregen und den Körper entgiften. Gleichzeitig sind die Ballaststoffe an der Regulierung des Blutzuckerspiegels beteiligt, da seine Kohlenhydratbausteine langsamer ins Blut übergehen als beim echten Weizen. Obwohl Buchweizen einen hohen Kohlenhydratanteil hat, gilt er aufgrund seines großen Mineralstoffreichtums (Magnesium, Eisen, Selen, Zink) als ein sehr basisches Lebensmittel und begünstigt einen ausgeglichenen Säure-Basen-Haushalt (siehe S. 15ff.). Das ist eine Grundvoraussetzung für den Schutz vor chronischen Entzündungen.

TIPP Ungeschälter Buchweizen enthält den roten Farbstoff Fagopyrin, auf den manche Menschen empfindlich reagieren. Deshalb verwenden Sie beim Kochen am besten geschälten Buchweizen oder waschen ihn vor dem Kochen heiß und gründlich ab.

Teff – kleines Korn mit viel Power

Teff, auch bekannt als Zwerghirse, ist ein wichtiges Grundnahrungsmittel in Äthiopien. Seine Körner sind sehr klein und werden aufgrund ihrer Größe nicht geschält. Wer Teffmehl kauft, erhält stets Vollkornmehlqualität.

Geschmacklich ist Teff angenehm süß und schmeckt leicht nussig. Er kann als ganzes Korn z. B. für Breie, Aufläufe, Suppen und Bratlinge sowie zum Binden von Saucen verwendet werden. Aus Teffmehl lassen sich Fladenbrote herstellen. Auch als Zutat für Kuchen, Kekse oder Pfannkuchen ist es sehr beliebt. Einige Rezeptanregungen finden Sie im Rezeptteil ab Seite 146 in diesem Buch.

Wertvolle Eiweißquelle

Teff ist aufgrund seines hohen Eiweißgehalts und der günstigen Verteilung der Aminosäuren eine hervorragende Proteinquelle für Vegetarier und Veganer. Auffallend hoch sind vor allem die Gehalte an Lysin und Leucin, zwei essenziellen Aminosäuren, die der Körper braucht für das Wachstum allgemein, für die Fettverbrennung, die Regeneration von Muskeln und fürs Immunsystem.

Teff ist Grundlage des typischen Fladenbrots in Äthiopien. Die Inhaltsstoffe können vor chronischen Entzündungen schützen.

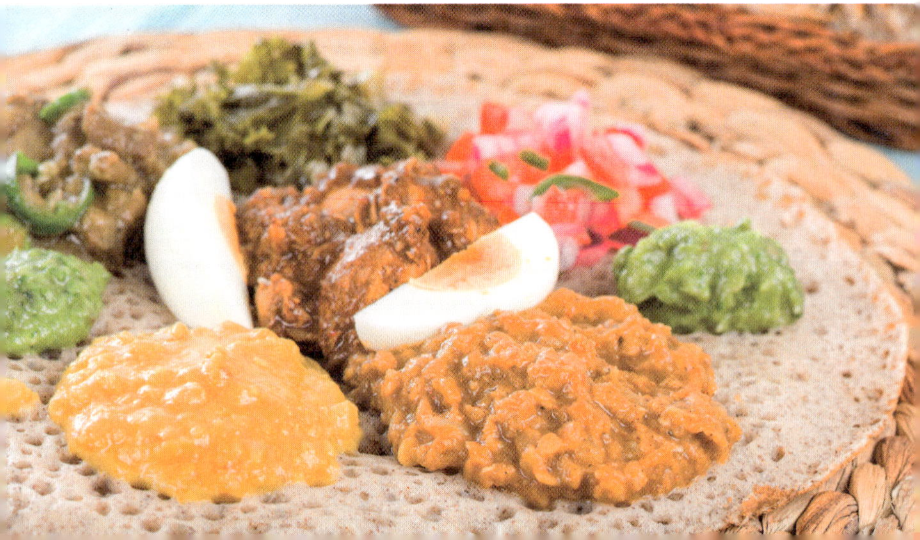

Ballaststoffe machen satt

Teff hat im Vergleich zu den anderen Pseudogetreiden eine besonders niedrige glykämische Wirkung. Das bedeutet, dass die Glukose nur langsam ins Blut gelangt, der Blutzuckerspiegel über längere Zeit stabil bleibt und sich eine lange Sättigung einstellt. Diese Wirkung wird unterstützt durch den hohen Ballaststoffanteil der Teffkörner, was das Abnehmen erleichtert. Es sind vor allem die löslichen Ballaststoffe, die in Verbindung mit Flüssigkeit stark quellen und das Volumen erhöhen. Somit werden zwei Fliegen mit einer Klappe geschlagen: Sie sorgen für ein zusätzliches Sättigungsgefühl und sind in der Lage, Schwermetalle und Giftstoffe zu binden und aus dem Körper zu transportieren.

Reich an Mineralien und glutenfrei

Teffkörner sind reich an Eisen – das ist günstig für die roten Blutkörperchen, und somit sorgt Teff für eine gute Sauerstoffversorgung des Körpers. Aber auch andere Mineralstoffe wie beispielsweise Kalzium, Phosphor, Zink, Magnesium und Kieselsäure stecken in den kleinen Körnern. Die reichlich vorhandenen Antioxidanzien Beta-Carotin, Lutein und Zeaxanthin unterstützen die Heil- und Regenerationsprozesse der Zellen.

Des Weiteren sind die Teffkörner glutenfrei, leicht verdaulich, sie werden basisch verstoffwechselt und regulieren den Säure-Basen-Haushalt. Kurzum: Es ist ein gesundes Lebensmittel für alle, die sich vor Entzündungen schützen möchten.

Quinoa – das Korn aus den Anden

Den Inkas und Azteken war Quinoa – auch Perureis oder Reismelde genannt – heilig. Quinoa zählt zu den ältesten Kulturpflanzen der Menschheit. Es dient den Ureinwohnern der Anden schon seit 6000 Jahren als eines der wichtigsten Nahrungsmittel, das viele wertvolle Nährstoffe liefert.

Im botanischen Sinne ist Quinoa kein Getreide. Die Samen der Pflanze sind in Aussehen und Verwendung den Getreidekörnern allerdings sehr ähnlich, weshalb Quinoa häufig als »Pseudogetreide« bezeichnet wird. Quinoa, das zur Familie der Gänsefußgewächse zählt, ist dagegen verwandt mit Spinat, Mangold und Roter Bete.

Klarer Spitzenreiter

Quinoa und Buchweizen sind glutenfreie Körner mit hohem Entzündungsschutz.

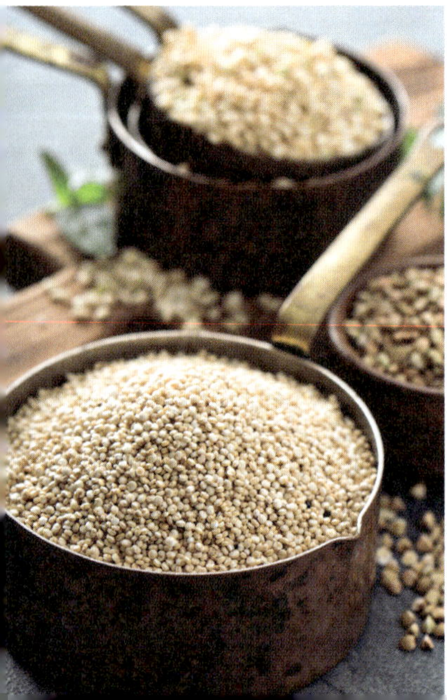

Bezüglich seiner Nährstoffe übertrifft Quinoa die herkömmlichen Getreidearten deutlich. Die kleinen Körnchen enthalten alle essenziellen Aminosäuren, was für ein pflanzliches Lebensmittel äußerst ungewöhnlich ist. Somit gilt Quinoa als eine der besten pflanzlichen Eiweißquellen der Welt und ist noch wertvoller als Hülsenfrüchte wie beispielsweise die Sojabohne.

Quinoa liefert außerdem reichlich Kalzium, Magnesium, Eisen und Zink, enthält verschiedene B-Vitamine und Vitamin E. Außerdem ist das Korn glutenfrei und kann daher sowohl bei

Getreideunverträglichkeiten als auch bei Candida-Pilz-Infektionen ohne Beschwerden gegessen werden – für viele eine wertvolle Alternative zu Getreide.

Quinoa – ein Glückspaket

Quinoa mit seinem Nährstoffreichtum und der idealen Portion Eiweiß und Vitalstoffe kann sogar unsere Stimmung positiv beeinflussen, da es die Bildung des Glückshormons Serotonin ankurbelt. Für die Produktion von Serotonin ist es unerlässlich, dass die essenzielle Aminosäure Tryptophan in ausreichender Menge vorhanden ist. Gleichzeitig müssen genügend Magnesium, Mangan, Zink, B-Vitamine und Vitamin C sowie Omega-3-Fettsäuren zur Verfügung stehen. Und welch ein Glück: Quinoa liefert alle diese Nährstoffe in einem Paket!

Quinoa in der Küche

Nicht nur die Samen, auch die Quinoablätter sind besonders reich an Mineralstoffen. Deshalb stehen sie in Südamerika auch als Rohkost in Salaten, als Gemüse oder Suppeneinlage häufig auf dem Speiseplan. In Deutschland hingegen werden nur die Samen verarbeitet.

Quinoa kann wie Getreide zubereitet und verzehrt werden, entweder roh oder gekocht. Vor der Verwendung am besten gründlich unter fließendem Wasser abspülen.

Für Frischkornbrei wird Quinoa geschrotet und über Nacht eingeweicht. Das geröstete, ganze Korn harmoniert mit seinem nussigen Geschmack hervorragend zu Müslis und Salaten.

QUINOA KOCHEN Die bekannteste und beliebteste Zubereitungsart von Quinoa ist ähnlich wie beim Reis. Das Korn in der doppelten Wassermenge kurz aufkochen, dann bei niedriger Temperatur etwa zehn Minuten leicht kochen lassen. Anschließend abgedeckt weitere zehn Minuten quellen lassen. Quinoa nicht zu lange kochen, da die Körnchen sonst zu weich werden und den Biss verlieren! Auch der Geschmack leidet deutlich.

Gekochte Quinoa schmeckt auch kalt, ähnlich zubereitet wie ein Reissalat mit klein gewürfelten Bio-Tomaten, gehackten Frühlingszwiebeln oder Schnittlauch und einem Dressing aus Leinöl, Zitronensaft und Kräutersalz. Der ist im Handumdrehen fertig.

Gemüse

Im Gemüse steckt eine konzentrierte Mischung an Nährstoffen, die vor Entzündungen schützen. Besonders hervorzuheben sind Blatt-, Kohl-, Zwiebel- und Wurzelgemüse, die reichlich Vitamin C, E und B-Vitamine liefern. Sie machen freien Radikalen den Garaus und verhindern die Bildung entzündungsfördernder Botenstoffe. Die Mineralien Mangan, Zink und Selen aus Gemüse sind äußerst wirksame Verbindungen zur Beruhigung entzündeter Körperstellen. Die sogenannten sekundären Pflanzenstoffe wie Polyphenole, Flavonoide und Senfölglycoside wirken ebenfalls entzündungshemmend.

Innerlich und äußerlich wirksam

So abwechslungsreich das Gemüseangebot ist, so vielseitig lässt es sich zubereiten. Vielfalt auf dem Teller ist garantiert – aber das ist noch nicht alles! So manches Gemüse, wie z. B. Knoblauch oder Zwiebeln, erfreut nicht nur unsere Gaumen, sondern kann auch als Heilmittel zur Herstellung von Umschlägen und Kompressen genutzt werden. Bei entzündeten Hautstellen oder Wunden wirken sie wahre Wunder, denn die heilsamen Inhaltsstoffe dringen bei äußerer Anwendung wesentlich schneller zum Entzündungsherd vor, als wenn wir das Gemüse essen würden.

Rote Bete – ein heimisches Superfood!

Ob Ernährungswissenschaftler, Mediziner, Sportler oder Gesundheitsfans – alle schwärmen bei Roter Bete von einem der »gesündesten Gemüse« schlechthin. Das Wurzelgemüse mit seiner intensiv roten Farbe gilt seit Generationen als gesunde und natürliche Quelle für Eisen, Kalium, Phosphor, Kalzium, Schwefel, Magnesium, Jod und eine Reihe von Spurenelementen.

Betanin färbt nicht nur rot

Für die rote Farbe ist nicht, wie lange Zeit vermutet wurde, der Eisengehalt der Roten Bete verantwortlich, sondern der sekundäre Pflanzenstoff Betanin. Betanin ist aber nicht nur für die Färbung zuständig, sondern wirkt nach wissenschaftlichen Erkenntnissen auch antioxidativ, entzündungshemmend und entgiftend. Betanin hemmt nämlich im Stoffwechsel die Enzyme, die entzündungsfördernde Botenstoffe aktivieren, und unterstützt die Regeneration von Zellen, die bereits durch Entzündungen angegriffen sind. Betanin schützt auch vor freien Radikalen. Die vielen Mineralstoffe schützen ebenfalls vor Entzündungen.

REZEPT

ROTE-BETE-DIP

600 g Rote Bete geputzt in einem Topf mit 1,5 l Wasser zum Kochen bringen. 45 Min. gar kochen. Herausnehmen, abkühlen lassen, schälen und pürieren. Mit Salz und Pfeffer abschmecken und etwas Öl dazugeben.

Der Dip passt gut zu Rohkost, gedünstetem Gemüse, Kartoffeln oder Käse. In einem gut verschlossenen Gefäß ist er etwa 1 Woche im Kühlschrank haltbar.

Natürliches Doping

Rote Bete ist bei Sportlern sehr beliebt, weil der regelmäßige Verzehr die Ausdauer steigert und den Blutdruck senkt. Interessanterweise beruht dieser Effekt teilweise auf ihrem hohem Nitratgehalt. Nitrat wird im Körper in Nitrit umgewandelt. Das dabei gebildete Stickoxid wirkt entspannend und erweitert die Gefäße. So sinkt der Blutdruck, und die Nährstoffe können besser aufgenommen werden.

Ein weiterer leistungssteigernder Effekt: Die sekundären Pflanzenstoffe regen bei regelmäßigem Verzehr von Roter Bete die Bildung der Mitochondrien, der »Kraftwerke« der Zellen, an – wir werden fitter, und der Stoffwechsel wird angekurbelt. Auch Nicht-Sportler profitieren von der Entspannung der Blutgefäße, einer besseren Durchblutung und einer Stärkung des Kreislaufs.

Natürliches Anti-Aging

Mit ihrem einzigartigen Reichtum an Silizium und Folsäure ist die Rote Bete ein wahrer Jungbrunnen für alle Zellen. Während der Wachstumsphase nimmt die Pflanze Silizium aus der Erde auf, das sich mit anderen Mineralien verbindet. In dieser von der Pflanze gespeicherten Form ist Silizium für Menschen besonders gut verwertbar und stärkt Bindegewebe, Haut, Gefäße und Knochen.

Die zellaktivierende Wirkung wird durch den hohen Gehalt an Folsäure noch vervielfacht. Dieses B-Vitamin ist wichtig für die Erneuerung der Zellen, das Gewebewachstum und die Bildung der roten Blutkörperchen, die alle Körperzellen mit Sauerstoff versorgen. Folsäure sorgt für mehr Glückshormon und aktiviert den Eiweißbaustein Methionin. Methionin sorgt übrigens auch für mehr Glanz, Geschmeidigkeit und Festigkeit von Haut, Haaren und Nägeln. Der Kaliumreichtum wirkt entwässernd und entsäuernd. Die großen Mengen an Ballaststoffen regen die Darmtätigkeit an und wirken ebenfalls entgiftend.

Kohl – das »Arme-Leute-Essen« von einst

Womit haben eigentlich unsere Vorfahren im Winter, als sie nur die Lebensmittel aus der eigenen Heimat essen konnten, ihren Vitaminbedarf gedeckt? Sie versorgten sich überwiegend mit dem perfekten frischen Wintergemüse – dem Kohl.

Kohlgemüse gehört zur Familie der Kreuzblütler und gilt als das älteste kultivierte Gemüse der Welt. Über Kreuzungen und Züchtungen entstanden aus dem zunächst noch wilden Kohl über Jahrtausende unsere heutigen bekannten Kohlsorten. Wilder Kohl war damals an vielen Küsten Europas, am Mittelmeer, Atlantik oder sogar in China zu finden. Die Menschen aller Kulturen fanden schnell heraus, dass Kohl trotz seines strengen Geruchs für die Gesundheit sehr zuträglich ist. Dennoch waren Kohlgerichte lange Zeit als »Arme-Leute-Essen« verpönt. Heute haben sich Kohl und seine Verwandten einen festen Platz in der Küche erobert – zu allen Jahreszeiten.

Ob kugelrund, länglich, glatt oder gekräuselt – die verschiedensten Kohlsorten gibt es das ganze Jahr über. Doch besonders in den Wintermonaten ist er mit seinen wertvollen Inhaltsstoffen ein wahrer

Segen für die Gesundheit. Das robuste Gemüse, das seine Wurzeln tief in den Erdboden treibt, ist besonders reich an Folsäure und Vitamin C. Daneben enthält es Kalium für das Herz, Kalzium für die Knochen, Eisen fürs Blut, Spuren von Fett und nur ganz wenige Kalorien.

Kohl punktet nicht nur mit einem breiten Mineral- und Vitaminspektrum, sondern zeichnet sich auch durch seine Bitter- und Schleimstoffe sowie die Glucosinolate, die Senföle, aus. Ihnen werden antibiotische, keimtötende und entgiftende Wirkungen zugeschrieben. Das ist nicht nur im Winter ein wahrer Segen für das Immunsystem.

Wirksames Hausmittel

Das große gesundheitsförderliche Potenzial machte Kohl schnell auch zu einem wirksamen Heilmittel. Kohlsaft beispielsweise wurde früher bei Entzündungen des Magen-Darm-Traktes verordnet, Kohlblät-

Kohlgemüse enthält Senföle, die den Körper von innen reinigen und vor heimlichen Entzündungen schützen können.

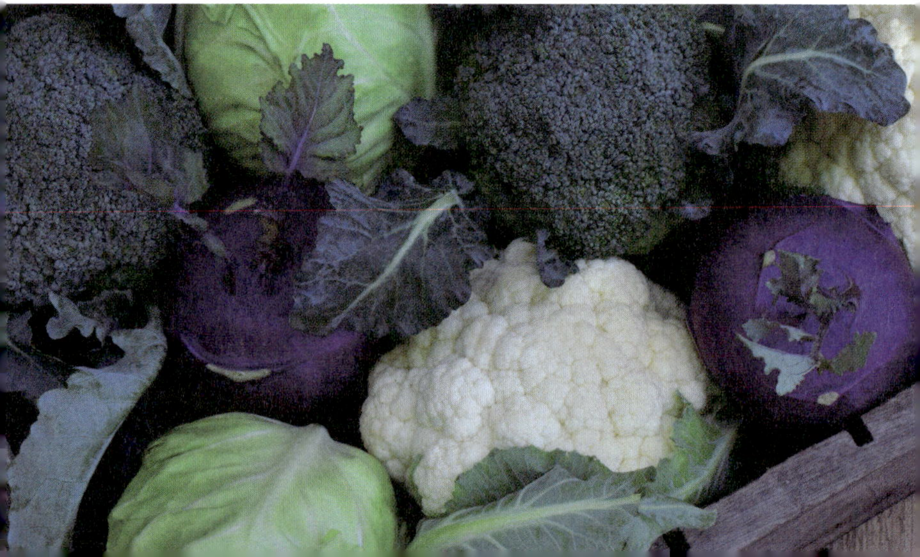

ter dienten bis ins 19. Jahrhundert auch äußerlich angewendet als Wundauflage. In verschiedenen wissenschaftlichen Studien konnte längst die Wirksamkeit zur Krebsprophylaxe nachgewiesen werden – dank seines Reichtums an sekundären Pflanzenstoffen wie z. B. Senfölen. Seit Jahrhunderten sind senfölreiche Gemüsesorten dafür bekannt, eine abtötende Wirkung auf Bakterien, Viren, Hefen und Pilze zu haben. Allen voran sind Rosenkohl und Brokkoli zu nennen, die besonders große Senfölmengen liefern. Senföle sollen übrigens auch einen wichtigen Beitrag zur Darmgesundheit leisten.

REZEPT

WEISSKOHL-UMSCHLÄGE

ALTBEWÄHRTES HAUSMITTEL BEI GELENKENTZÜNDUNGEN

Die Mittelrippen von Weißkohl- oder Wirsingblättern herausschneiden.

Die Blätter mit einem Nudelholz mit sanftem Druck rollen, bis der Saft austritt. Die Blätter auf das entzündete Gelenk legen und mit einem Tuch oder einer elastischen Binde fixieren. Mindestens 12 Stunden auf das schmerzende Gelenk einwirken lassen, am besten über Nacht.

Am nächsten Morgen den Kohl-Verband lösen und die Haut mit lauwarmem Wasser abspülen.

Die Heilkraft des Kohls

KOHLSORTEN Blumenkohl, Rosenkohl, Brokkoli, Rot-, Grün-, Weißkohl, Wirsing, Spitzkohl, Chinakohl, Pak Choi.

WIRKUNG Die sekundären Pflanzenstoffe (z. B. Senföle) wirken antioxidativ, indem sie freie Radikale fangen (siehe S. 36ff.). Sie können so vor Krebs schützen, immunstärkend und entgiftend wirken.

Besonderer Schutz für Gelenke

Im Laufe der Lebensjahre verändern sich die Gelenke. Knorpel sind eine Art Schutzsubstanz, die die Knochenenden umgibt und davor schützt, dass Knochen in Gelenken direkt aufeinanderstoßen. Knorpel nutzen sich jedoch unter Belastung mit der Zeit ab, bis sie schließlich immer dünner werden und sich zurückbilden. Dann treffen die Knochen direkt aufeinander – eine sehr schmerzhafte Degenerierung. Es kommt schließlich zu Entzündungen in den Gelenken, und man spricht von Arthritis (Gelenkentzündung) oder Arthrose (die Knorpelsubstanz ist beschädigt).

Um Gelenke und Knorpel gesund, funktions- sowie regenerierungsfähig zu halten, müssen sie stets mit ausreichend Nährstoffen versorgt werden. Brokkoli und seine Sprossen gehören zu den Kohlsorten mit dem größten Schutzeffekt für Knorpel und Gelenke.

Rote Zwiebel - scharf und aromatisch

Vermutlich stammt die Zwiebel aus Zentralasien, aus der Gegend des heutigen Afghanistan. Seit etwa 5000 Jahren wird die Zwiebel kultiviert und als Heil-, Gewürz- und Gemüsepflanze angebaut. Im 15. Jahrhundert begann man in Holland mit gezielten Züchtungen, so dass wir heute zwischen weißen, roten, braunen, kleinen, großen, sehr scharfen und sogar süßen Sorten wählen können.

Die Heilkraft der Zwiebel

Neben zahlreichen Vitaminen und Mineralstoffen, darunter Kalium, Kalzium, Phosphor, Eisen, Jod und Selen, sind es vor allem die Sulfide – eine große Familie scharf beißender, schwefelhaltiger ätherischer Öle –, die der Zwiebel ihre enorme Heilkraft schenken und die Augen tränen lassen. Sie haben eine antibakterielle Wirkung auf die Schleimhäute und beugen Infektionen vor. In Kombination mit bestimmten Eiweißverbindungen und Flavonoiden, weiteren Inhaltsstoffen der Zwiebel, können sie Bluthochdruck sowie erhöhte Blutfett- und Cholesterinwerte senken. Zwiebeln können vor Arteriosklerose schützen, die Gefäße stärken, die Libido steigern, und sie sollen das Krebsrisiko senken.

Weiterhin fördern Senföle den Appetit, kurbeln die Magen- und Darmaktivität an und unterstützen die entgiftende Arbeit von Leber und Galle, Bauchspeicheldrüse, Nieren und Blase.

In Osteuropa kennt man die blutverdünnende Wirkung von Zwiebeln schon sehr lange. Rohe Zwiebeln sind in diesen Regionen als Schutz vor Herzinfarkt und zur Vorbeugung von Thrombose bekannt. Sie werden dort fast täglich verzehrt. Zwiebeln sind auch Vitamin-C-reich.

Alle Zwiebeln enthalten Schwefelverbindungen und Flavonoide, die antibakteriell und entzündungshemmend wirken. Rote Zwiebeln enthalten sie in deutlich höherer Konzentration als weiße. Rote Sorten enthalten zudem Polyphenole, die die entzündungshemmende Wirkung verstärken.

REZEPT

ZWIEBELSAFT

Er gilt als Hausmittel und natürliches Antibiotikum bei Erkältungen mit Verschleimung der Atemwege. Ätherische Öle lösen den Schleim und fördern das Abhusten.

Eine größere Zwiebel grob würfeln und mit 3 EL Honig in einem verschließbaren Glas einige Stunden ziehen lassen. Den Sud absieben und den Saft esslöffelweise über den Tag verteilt einnehmen.

Linderung bei äußerer Anwendung

INSEKTENSTICHE Selbst bei Insektenstichen bringt die Zwiebel Linderung: Eine frische Zwiebel halbieren und den Stich mit der Schnittfläche einreiben oder auch nur belegen.
ALTERSFLECKEN Eine Studie an der Universität in Birmingham konnte nachweisen, dass Zwiebeln aufgrund ihres hohen Zinkgehalts Altersflecken reduzieren können.
ENTZÜNDLICHE HAUTERSCHEINUNGEN Bei Entzündungen und Abszessen hat sich ein Zwiebelbrei bewährt. Er wird aus sehr fein gehackten Zwiebeln und wenig Wasser angerührt und auf die entsprechenden Körperstellen aufgetragen.

Knoblauch

Spätestens seit Erfindung der Figur »Graf Dracula« wissen wir, dass man Gestalten wie Vampire mit Knoblauch fernhalten kann. Auch ohne diese Mythologie ist längst bewiesen, dass Knoblauch vor anderen Lebewesen schützt. Er wehrt Bakterien, Viren und Pilze ab und ist sehr gesund. Die scharfe kleine Knolle kommt ursprünglich aus Zentralasien und zählt wie Zwiebeln, Lauch und Bärlauch zu den Liliengewächsen.

Zehen mit Mehrwert

Ihre gesundheitsfördernde Wirkung verdankt die Knolle ihren vielfältigen Inhaltsstoffen. Man sollte nicht vermuten, was in so einer kleinen Zehe steckt! Sie kann mit zahlreichen Vitaminen und Mineralstoffen aufwarten, wie z. B. den Vitaminen A, B und C sowie Kalium

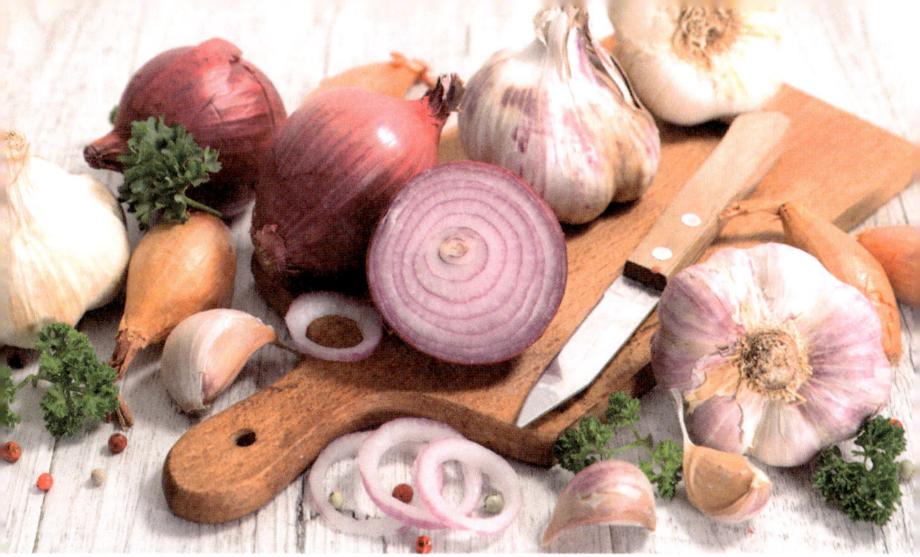

Essen Sie so oft und vielseitig wie möglich Knoblauch und Zwiebeln, denn sie haben eine enorme Heilkraft.

und Selen. Darüber hinaus enthält Knoblauch viele sekundäre Pflanzenstoffe wie Polyphenole und Sulfide, die die Gefäße schützen, antimikrobiell wirken und sich positiv auf den Cholesterinspiegel auswirken. Außerdem hat Knoblauch einen vergleichsweise hohen Gehalt an Adenosin – ein Baustein, der für einen geregelten Zellstoffwechsel wichtig ist.

Sulfide sind das Maß aller Dinge

Ehrlicherweise strotzt Knoblauch zwar nur so vor Vitaminen und Mineralstoffen, doch müsste man rund 800 Gramm Knoblauchzehen verzehren, um auch nur annähernd seinen Tagesbedarf an Vitamin C decken zu können. Das schafft natürlich kaum jemand. Dennoch zählt er zu Recht zu den gesündesten Gemüsesorten. Diesen Stellenwert verdankt er vor allem den der Gesundheit im großen Maß zuträglichen sekundären Pflanzeninhaltsstoffen – insbesondere den Sulfiden.

REZEPT

FERMENTIERTER KNOBLAUCH IN HONIG

HAUSMITTEL GEGEN KRATZENDEN HALS

300 g Knoblauch

500 g Honig (z. B. Wald- oder Manukahonig)

Knoblauch schälen, in ein Glas mit Schraubverschluss geben und mit Honig übergießen. Das Glas verschließen und so lange wenden, bis der gesamte Knoblauch mit Honig benetzt ist. An einen hellen, warmen Ort stellen und täglich wenden, bis die Knoblauchzehen eines Tages vollständig mit Honig bedeckt bleiben. Mit einsetzender Fermentation bilden sich kleine Bläschen. Es braucht ein wenig Geduld. Das Gemisch wird von Monat zu Monat besser! Den Knoblauch mit dem Honig verzehren.

TIPP **Knoblauch mit Honig würzt auch Saucen, Dips und Fleisch.**

TIPP **Ein roher Apfel oder warmes Zitronenwasser – nach einer knoblauchhaltigen Mahlzeit verzehrt – soll den Knoblauchgeruch reduzieren!**

Sulfide wirken antimikrobiell und entzündungshemmend und können so Infektionskrankheiten wie Erkältungen vorbeugen oder zu deren Linderung beitragen. Die Sulfide wirken aber auch im Verdauungstrakt, wo sie unerwünschte Keime und Bakterien abtöten und zu einer Verlangsamung des Bakterienwachstums beitragen. Erstaunlicherweise werden nur die pathogenen Bakterien gehemmt. Man vermutet, dass diese Schutzwirkung mit den unterschiedlichen Strukturen der Sulfidverbindungen zusammenhängt.

Und das funktioniert so: Werden im Körper Schwefelverbindungen abgebaut, entsteht Schwefelwasserstoff. Dieser regt die Zellen der Blutgefäße an, die sich daraufhin entspannen. So erklärt sich die blutdrucksenkende Wirkung von Knoblauch. Neueste wissenschaftliche Studien geben Hinweise darauf, dass Krebszellen empfindlicher auf Schwefelverbindungen reagieren als gesunde Körperzellen. Das führt dazu, dass Krebszellen in ihrer Entwicklung gehemmt werden und das Risiko der Tumorausbreitung verringert wird.

Erkrankungen der Mundschleimhaut und das Entstehen von Parodontose können mit Hilfe der Sulfide günstig beeinflusst werden.

Er wirkt erst zerkleinert

Zur optimalen Weise, wie Knoblauch zubereitet werden sollte, gibt es geteilte Meinungen. Während die einen dafür plädieren, ihn zu schneiden, empfehlen andere das Pressen und Zerdrücken. Fakt ist, dass die sekundären Pflanzenstoffe erst durch das Zerkleinern aktiviert werden. So entfalten sich der intensive Geruch und das Aroma erst, wenn der geruchlose Inhaltsstoff Alliin durch Enzyme zu Allicin umgewandelt wird. Und das passiert beim Schneiden oder Zerdrücken der Zehen.

Obst

Obst und Gemüse sind gesund! Das ist selbst zu echten Ernährungsmuffeln längst vorgedrungen. Heute wissen wir, dass nicht allein der Cocktail aus Vitaminen und Mineralstoffen den gesundheitlichen Wert bestimmt, sondern dass auch der Gehalt an sekundären Pflanzenstoffen ein Maß für die Gesundheitskraft eines Lebensmittels ist. Deshalb geraten sie für Wissenschaftler in den Fokus des Interesses, allen voran die Gruppe der Polyphenole.

Polyphenole sind Pflanzenpigmente, die beispielsweise für die Rotfärbung von roten Weintrauben, Heidelbeeren oder Aroniabeeren verantwortlich sind. Sie haben außerdem eine starke antioxidative Kraft, die alle Körperzellen vor schädlichen Einflüssen schützt. Einige Obstsorten besitzen enorme Mengen an gesundheitsfördernden Antioxidanzien und Enzymen, die gegen Entzündungen wirken und das Immunsystem stärken können.

Granatapfel - der Verführerische

Der Granatapfel ist eine Frucht, deren Geschichte weit über 5000 Jahre zurückreicht. Keine Frucht wird so häufig im Alten Testament der Bibel erwähnt wie der Granatapfel. Aber auch in der griechischen Mythologie und im Mittelalter wird die blutrote Frucht mit dem leicht säuerlichen Geschmack als Speise der Götter und als Symbol der Macht immer wieder erwähnt. Seit vielen Jahrhunderten wird der Granatapfel als Nahrungsmittel verzehrt und gilt als älteste Heilfrucht der Menschen. Ihre wertvollen Inhaltsstoffe verbirgt die Frucht tief im Inneren.

Unschlagbar gesund

Neben den Mineralstoffen Kalium, Kalzium, Eisen, Zink, Selen und den Vitaminen C, E und Beta-Carotin zeichnet sich der Granatapfel in erster Linie durch seinen hohen Gehalt an Polyphenolen aus. Die Polyphenole wirken als Antioxidanzien, unterstützen die Zellen bei einer schnelleren Regeneration und wirken entzündungshemmend. Die roten Kerne liefern reichlich Flavonoide, eine Untergruppe der Polyphenole, die helfen, den Blutzuckerspiegel stabil zu halten und das Blutcholesterin zu senken.

Das Kernöl des Granatapfels besteht zu 60 Prozent aus Punicinsäure. Diese Gamma-Linolensäure gehört zu den selten vorkommenden mehrfach ungesättigten Fettsäuren. Wissenschaftler gehen davon aus, dass Punicinsäure zusammen mit Polyphenolen für die antientzündliche Wirkung des Granatapfels verantwortlich ist.

Die Inhaltsstoffe des Granatapfels beeinflussen direkt das Entzündungsgeschehen, indem sie entzündungsfördernde Enzyme blockieren. Ihr Bitterstoffgehalt ist nicht nur appetitanregend, sondern fördert auch die Verdauung, insbesondere fetthaltiger Speisen.

Viele zeigen sich zurückhaltend beim Kauf von frischen Granatäpfeln, weil sie nicht wissen, wie sie zubereitet werden. So klappt es am saubersten: Granatapfel halbieren. Eine Schüssel mit Wasser füllen und die Kerne unter Wasser mit den Händen aus der Schale lösen. So spritzt nichts!

Frische Granatapfelkerne ins Müsli oder über einen Salat – sieht nicht nur farblich gut aus, sondern gibt der Mahlzeit den besonderen »Pfiff«. Aufgrund seiner gesundheitlichen Vorteile gibt es mittlerweile auch getrocknete Granatapfelkerne zu kaufen. Achten Sie beim Kauf auf Bio-Qualität. Getrocknete Kerne schmecken leicht säuerlichherb und passen gut in Müslis, Salate, Currys, Chutneys oder Süßspeisen.

Eine praktische wie sehr gesunde Alternative ist Granatapfelsaft. Für die Säfte wird in der Regel die ganze Frucht mit Kernen und Schalen entsaftet, wodurch der Polyphenolgehalt oftmals höher ist als der einer frischen Frucht.

Aronia – kleine Powerbeere

Seit einigen Jahren werden immer mehr bereits in Vergessenheit geratene Wildpflanzen wiederentdeckt, so auch die Aroniabeere. Während sie z. B. in Russland als Heilpflanze bekannt ist, findet man sie heute bei uns eher als Zierstrauch, häufig auch unter dem Namen »Apfelbeere«.

Je kleiner die Beeren, umso wirksamere Antioxidanzien entwickeln sie zum Schutz vor schädlichen Einflüssen wie beispielsweise UV-Strahlung oder Krankheitserregern.

Die Nummer 1 in Sachen Zellschutz

In Sachen Antioxidanzien rangiert die Aroniabeere auf Platz 1 – noch vor allen anderen Beeren- oder Traubensorten. Antioxidanzien, die natürlichen Schutzstoffe, können Zellwände stabilisieren. Sie mindern die Aggressivität der freien Radikale, die Körperzellen schneller altern lassen.

Antioxidanzien der Extraklasse

Wissenschaftler fanden heraus, dass Aroniabeeren in puncto Heilkraft eine besondere Stellung einnehmen, denn sie besitzen vergleichsweise hohe Mengen an Antioxidanzien, den Polyphenolen aus den roten Pflanzenfarbstoffen. Diese spielen eine große Rolle in der Vorbeugung von Herz-Kreislauf-Erkrankungen, Arthrose oder Diabetes.

Aroniabeeren liefern im Vergleich zu anderen Beeren die größten Mengen an Antioxidanzien.

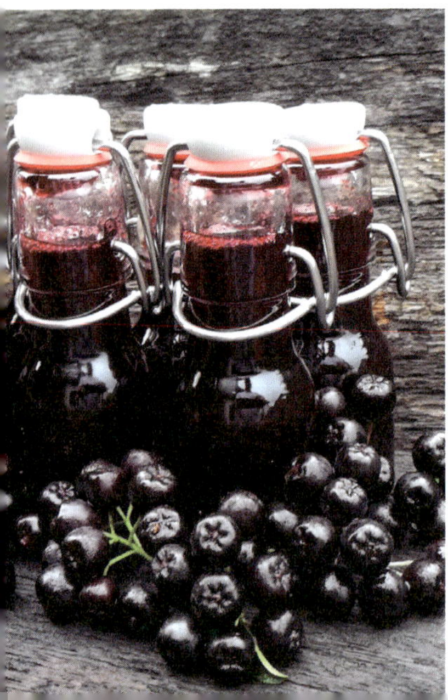

Anthozyane, die zur Gruppe der Polyphenole zählen, hemmen die Bildung von entzündlichen Botenstoffen, wie z. B. Leukotrienen, und stärken zusammen mit Vitamin C das Immunsystem. Außerdem bilden sie einen schützenden Film auf den Schleimhäuten, der es unliebsamen Keimen und Bakterien erschwert anzudocken. So lindern Aroniabeeren Entzündungsbeschwerden. Die stark antioxidative Wirkung macht Aroniasaft zum idealen Anti-Aging-Trunk!

Wächst in jedem Garten – auch bei uns

Die Aroniapflanze wird auch in unseren Breitengraden als Plantagenpflanze kultiviert und kann sogar im Garten und in Kübeln angepflanzt werden. Aroniabüsche machen viel Freude, weil sie sehr ertragreich sind. Die kleinen schwarzen Beeren sind roh sehr bitter. Durch das Kochen werden die Kohlenhydratketten aufgespalten und der bittere Geschmack durch eine angenehme Süße ersetzt. Aus den Beeren lässt sich nicht nur Saft pressen, man kann sie auch zu Mus, Marmelade oder Likör verarbeiten.

Augen auf beim Kauf von Aronia-Produkten

Getrocknete oder frische Beeren sollten aus Bio-Anbau sein, so sind sie weniger schadstoffbelastet. Bei Aroniasaft greifen Sie am besten zu »100% Direktsaft« oder »Muttersaft« – sie werden nicht mit Wasser verdünnt angeboten und enthalten keine Zusatzstoffe.

Bei Aroniaprodukten, wie z. B. Fruchtriegeln, Fruchtaufstrichen, Fruchtbonbons oder ähnlichen, achten Sie unbedingt auf den tatsächlichen Aroniaanteil. Wird Aronia auf dem Etikett bzw. Produktnamen extra genannt, muss der Gehalt mit Prozentangabe angegeben sein.

Hagebutte – mehr als nur Tee

Vielleicht erinnern Sie sich an das Kinderlied »Ein Männlein steht im Walde, ganz still und stumm ...« von Hoffmann von Fallersleben, in dem die Hagebutte besungen wird. Die rötliche kleine Frucht, gern auch als Wildrose bezeichnet, findet man bei uns meist in Büschen und Hecken am Feld- und Waldrand.

Dass die Hagebutte in Sachen Gesundheit sehr viel zu bieten hat, weiß die Wissenschaft heute besser denn je. Sie ist bekannt als eine der vitaminreichsten Pflanzen überhaupt. Insbesondere der hohe Vitamin-C-Gehalt wird häufig hervorgehoben, und auch unsere Vorfahren wussten die Frucht und deren Inhaltsstoffe sehr zu schätzen. Schließlich galt die Hagebutte schon zu Urzeiten als Heilpflanze für unterschiedliche Erkrankungen.

Inhaltsstoffe

Bereits im Mittelalter wurde die Hagebuttensorte Rosa Canina in der Klosterheilkunde verwendet. Bei Erkältungen und Magen-Darm-Beschwerden wurde sie wirksam eingesetzt. Heute kennt man die Inhaltsstoffe genau, die die roten Früchte in nicht unerheblicher Menge liefern: neben Vitamin C auch Provitamin A, B-Vitamine, Mineralstoffe, Spurenelemente, sekundäre Pflanzenstoffe und ein sogenanntes Galaktolipid.

Gelenkschutz durch Galaktolipid

In klinischen Studien, die der dänische Arzt und Biochemiker Dr. med. Kay Winther durchgeführt hat, konnte die Wirkung der Inhaltsstoffe der wilden Hagebutte belegt werden. Ein besonderes Augenmerk legten die Forscher auf den Inhaltsstoff Galaktolipid. Es setzt sich aus Fettsäuren und Zucker zusammen und ist eine wichtige Verbindung zur Linderung von Gelenkschmerzen. Es beruhigt entzündliche Gelenkerkrankungen, indem es das Einwandern weißer Blutkörperchen in den entzündeten Bereich hemmt. Dadurch wird das Knorpelgewebe effektiv geschützt.

Galaktolipid hat noch einen weiteren Pluspunkt in Sachen Entzündungsschutz. Es ist in der Lage, bestimmte Entzündungsparameter im Blut, wie z. B. das entzündungsfördernde CRP (C-reaktive Protein), zu blockieren, so dass sich Entzündungsherde gar nicht erst bilden und ausbreiten können.

Wissenschaftler konnten zudem nachweisen, dass bei regelmäßiger Einnahme von Hagebuttenpulver das LDL-Cholesterin deutlich gesenkt werden konnte. Das kann schädlichen Gefäßablagerungen, Arteriosklerose, wirksam vorbeugen.

REZEPT

HAGEBUTTEN- ODER WILDROSENÖL

HILFT BEI LEICHTEN HAUTENTZÜNDUNGEN, JUCKREIZ UND BEI DER REGENERATION VON KLEINEN NARBEN.

1 - 2 EL Hagebuttenpulver in ein sauberes Glas geben. 250 - 500 ml naturreines Basisöl (Mandel- oder Olivenöl) dazugießen, umrühren. Etwa 1 Woche stehen lassen. Das Öl durch ein feines Sieb geben und durch einen Filter gießen. Kühl und dunkel lagern.

VARIANTE Anstelle des Pulvers kann man auch frische Hagebutten verwenden. Diese sehr klein schneiden und mehrere Tage an der Luft trocknen lassen. Mit dem Öl vermischen und 1 Woche ziehen lassen. Abseihen.

Hagebutten in der Hautpflege

Hagebuttenkernöl ist ein beliebtes Öl der Kosmetikbranche für Cremes, Seifen und Salben. Es regt die Heilung verletzter Haut an. Auch bei juckender, rissiger und spröder Haut kann Hagebuttenkernöl für Linderung sorgen. Verantwortlich dafür ist die Fruchtsäure Transretinsäure, die die Haut anregt zur Regeneration und gleichzeitig zum Aufbau von neuem Kollagen. Die Haut wird straffer, und kleine Fältchen können verschwinden.

Hagebuttenpulver

Die Hagebutte roh und direkt vom Strauch zu verzehren ist nicht unbedingt ein kulinarischer Genuss. Hagebutten schmecken zwar sehr angenehm fruchtig, allerdings auch intensiv sauer, da die Früchte einen sehr hohen Anteil an Gerbstoffen besitzen.

Hagebuttenpulver ist eine gute Möglichkeit, die Früchte in ausreichender Menge zu verzehren. Zum Schutz der wertvollen Wirkstoffe, vor allem Galaktolipid, muss die ganze Hagebutte schonend verarbeitet werden. Die Früchte dürfen bei maximal 40 °C getrocknet werden. Bei der Pulverherstellung wird die ganze Frucht mit Schale und Kern vermahlen. Nur so erhält man ein Pulver von hochwertiger Qualität mit einem hohen Anteil an Galaktolipid.

Hagebuttenpulver ist ein natürliches »Nahrungsergänzungsmittel«, das regelmäßig über einen längeren Zeitraum eingenommen werden sollte, damit die entzündungsschützende Wirkung zum Tragen kommt.

Außerdem darf Hagebuttenpulver nicht erhitzt werden, da die wertvollen Inhaltsstoffe sonst größtenteils zerstört würden. Daher tragen Hagebuttentee oder -marmelade leider nicht zur Verbesserung entzündlicher Beschwerden bei. Sie geben aber Marmeladen und Likören immerhin ein feines Aroma.

Am besten mischt man Hagebuttenpulver unter das Müsli oder in Säfte, Joghurts oder Smoothies. Die empfohlene Verzehrmenge liegt bei 5 bis 10 Gramm Pulver pro Tag.

Beeren – klein und mit viel Power

Die verschiedenen Obstbeeren haben es wirklich in sich – sie sind nicht nur raffinierte Zutaten für vielerlei Gebäck, Marmeladen oder leckere Desserts und bereichern so unseren Speiseplan. Die Beeren sind auch wahre Multitalente voller gesunder Inhaltsstoffe, die vor vielen Krankheiten schützen können.

ÜBERBLICK – KLEINE BEEREN, GROSSE WIRKUNG

	DAS STECKT DRIN	WIRKUNG
Erdbeeren	Vitamin C, Flavonoide, Salicylsäure, Gerbstoffe, Kalzium, Kalium, Eisen, Ellagsäure, Pektin	Wirken gegen Durchfall, Rheuma und Gicht und regen den Stoffwechsel an.
Himbeeren	Vitamin C, A, Rutin, Biotin, Kalium, Magnesium, Eisen, Ellagsäure	Wirken fiebersenkend, blutreinigend und sorgen für starke Knochen.
Johannisbeeren	Vitamin C, Kalzium, Kalium, Eisen, Phosphor, B-Vitamine, Pektin, Flavonoide	Wirken gegen Rheuma und Gicht; wirken entgiftend und harntreibend und wirken gegen Bakterien. Sie stärken das Immunsystem.
Heidelbeeren	Vitamin C, Beta-Carotin, Eisen, Kalium, Natrium, Pektin, Quercetin, Anthozyane, Astragalin	Hemmen Entzündungen und wirken blutbildend; sie wirken gegen Durchfall, Magenschmerzen und Blasenschwäche.

ÜBERBLICK – KLEINE BEEREN, GROSSE WIRKUNG

	DAS STECKT DRIN	WIRKUNG
Preiselbeeren	Vitamin C, A, Beta-Carotin, Eisen, Magnesium, Kalium, Natrium, Benzoesäure, Gerbstoffe, Flavonoide, Pektin	Wirken verdauungsfördernd, cholesterinsenkend sowie gegen Durchfall, Harnwegsinfektionen, Gicht und Rheuma. Liefern Wirkstoffe gegen Viren, Bakterien und Pilze.
Brombeeren	Eisen, Kalzium, Kalium, Ellagsäure	Wirken entgiftend, krebshemmend und blutdrucksenkend.

Farbstoffe gegen Entzündungen

Bereits in alten Kulturen wurden Beeren als Heil- und Nahrungsmittel verwendet. Und es kamen nicht nur die Früchte, sondern auch Blätter und Wurzeln der Pflanze zum Einsatz. Noch sind längst nicht alle Wirkstoffe wissenschaftlich analysiert worden. Doch das, was man bereits weiß, lässt die kleinen Beeren ganz groß rauskommen.

Beeren sind meist sehr intensiv gefärbt – ob rot, blau, violett oder schwarz –, ihre Farbe verdanken sie den sekundären Pflanzenstoffen Anthozyane. Diese bioaktiven Pflanzenstoffe haben eine außerordentliche Heil- und Regenerationskraft für den gesamten Organismus. Wissenschaftler sind sich einig, dass Anthozyane die Blutgefäße schützen und damit Herz-Kreislauf-Erkrankungen vorbeugen. Gleichzeitig haben sie eine ausgesprochen positive Wirkung bei entzündlichen Erkrankungen. In Laborversuchen wurde bestätigt, dass die färbenden Anthozyane das Lipoxygenase-Enzym hemmen, das Entzündungsprozesse im Körper maßgeblich steuert.

Gerbstoffe schützen vor Krebs

Brombeeren, Erdbeeren und Himbeeren enthalten besonders hohe Mengen an Phenolsäuren (Gerbsäuren), z. B. die Ellagsäure. Ihr wird in der Krebsprävention eine wichtige Rolle zuteil, denn Forscher haben festgestellt, dass das Wachstum von Krebszellen durch Ellagsäure verlangsamt werden kann.

Diese Säure wirkt auf unterschiedliche Weise: Zum einen kann sie entzündungsfördernde Enzyme, wie z. B. COX-2, hemmen (siehe auch Seite 102). Zum anderen kann sie Entgiftungsenzyme im Darm aktivieren und dort die Entstehung von Krebs hemmen. Sicherlich werden auf diesem Gebiet noch viele weitere Untersuchungen folgen müssen. Als mehrfach bestätigt gilt, dass Ellagsäure das Immunsystem stimuliert, Entgiftungsprozesse aktiviert und als Antioxidans den inneren Reinigungsprozess unterstützt. Ebenfalls ist man sich sicher, dass wir mit einer Handvoll Beeren täglich bereits einen sehr guten Beitrag für unsere Gesundheit leisten.

Beeren können Schmerzen lindern

Ein interessanter Inhaltsstoff verschiedener Obstbeeren ist Acetylsalicylsäure, die besonders in Preiselbeeren, Erdbeeren und Himbeeren zu finden ist. Acetylsalicylsäure, auch Wirkstoff des Medikaments Aspirin, wirkt schmerzlindernd. Die natürliche Acetylsalicylsäure der Beeren wirkt wie in Aspirin – sie verhindert, dass entzündungsfördernde Botenstoffe aktiviert werden. So leisten Beeren einen bedeutenden Beitrag in einer entzündungsschützenden Ernährung.

Klein, aber mit viel Ballast

Beeren, so klein, wie sie sind, sind ganz große Ballaststofflieferanten. Sie enthalten vor allem Pektine. Das sind wasserlösliche Ballaststoffe, die im Darm sehr gut quellen und den Darm in Schwung bringen. Zusätzlich schützen die löslichen Ballaststoffe den Darm und halten ihn gesund, da sie in der Lage sind, Cholesterin und Giftstoffe zu binden. So wird verhindert, dass sie durch die Darmwand ins Körperinnere gelangen und Probleme bereiten können.

REZEPT

HIMBEERBLÄTTER-TEE

ALS KUR ZUM ENTGIFTEN

2 TL getrocknete Himbeerblätter mit 250 ml kochendem Wasser übergießen. Den Tee 10 - 15 Minuten ziehen lassen, dann abseihen. 3-mal täglich eine frisch zubereitete Tasse Tee trinken - 10 Tage lang.

TIPP Auch die Blätter der Brombeere, Erdbeere oder schwarzen Johannisbeere können als Tee aufgegossen werden. Er ist gesund zur Stärkung und Aktivierung des Immunsystems. Die Blätter können auch als Zutat für Smoothies verwendet werden, um dem Körper die wertvollen Inhaltsstoffe zur Verfügung zu stellen.

Blätter sind kein Abfall

Nicht nur die Beeren sind mit einem hohen gesundheitlichen Potenzial ausgestattet. Auch die Blätter der meisten Beerenpflanzen liefern wertvolle Schutzstoffe, vor allem Gerbstoffe und Astragalin. Letzteres ist eine organische Säure, die leichte Entzündungen im Mund- und Rachenraum lindern sowie leichten Durchfall beheben kann. Die Blätter der Himbeeren werden kurmäßig als Tee zubereitet, um das Immunsystem anzuregen und Entgiftungsprozesse im Körper anzustoßen.

Kirschen – süß und sauer!

Ob Süß- oder Sauerkirschen, wenn es um die gesundheitliche Wirkung geht, gibt es kaum Unterschiede. Vielmehr unterscheiden sie sich im Geschmack. Die Sauerkirsche enthält mehr Fruchtsäure als die Süßkirsche, was ihr den typisch säuerlichen Geschmack gibt. Daher wird die Sauerkirsche eher zum Kochen, Backen und Einmachen verwendet, während man die Süßkirsche, frisch vom Baum gepflückt, am liebsten direkt in den Mund steckt. Frische Kirschen sind nicht nur ein Genuss für den Gaumen. In ihnen steckt eine geballte Ladung an Vitalstoffen für Gesundheit und Schönheit.

Kirschen in der Naturheilkunde

In der Naturheilkunde wurden die roten Kirschen seit jeher vorbeugend gegen Gicht empfohlen. Kirschen sind nicht nur reich an Ballaststoffen, Kalium, B-Vitaminen, Vitamin A und Vitamin C. Sie sollen auch Harnsäurewerte im Blut senken.

Harnsäure entsteht bei Eiweißabbau im Körper. Bei einer Gichterkrankung lagern sich Harnsäurekristalle in den Gelenken ab und verursachen dort Entzündungen, Schwellungen und Schmerzen. Wie günstig, dass Kirschen eine stark entzündungshemmende und schmerzstillende Wirkung haben. Verantwortlich hierfür sind Anthozyane, die ebenfalls in beachtlichen Mengen in Preiselbeeren, Erdbeeren und Himbeeren zu finden sind. Sie wirken u. a. schmerzstillend.

TIPP

Sammeln Sie die Kirschkerne und waschen Sie sie mit heißem Wasser. Anschließend trocknen lassen und in ein kleines Kissen einnähen. Das Kirschkernkissen kann im Backofen erwärmt oder im Kühlschrank gekühlt werden. So wird es wahlweise als Wärmekissen oder Kühlbeutel zur Linderung von Schmerzen aufgelegt.

Esst viele Kirschen gegen Muskelkater

In Studien machten Wissenschaftler der Universität Michigan eine interessante Entdeckung: Kirschen können Muskelkater lindern und die körperliche Fitness stärken. Die Studie: Ein Teil der Teilnehmer trank vor einer Sporteinheit Kirschsaft, die Vergleichsgruppe absolvierte ihr Fitnessprogramm, ohne Saft zu trinken. Das Ergebnis: Im Gegensatz zur Vergleichsgruppe bekamen die Teilnehmer mit Kirschsaft nach dem Sportprogramm keinen oder nur leichten Muskelkater. Wie ist das zu erklären?

Bei Überbelastung des Muskels entstehen im Muskelgewebe kleine Risse, die zu Entzündungen führen können. Ein entzündeter Muskel nimmt mehr Wasser auf und schwillt dabei an. Es kommt zum bekannten Muskelkaterschmerz. Wissenschaftler nehmen an, dass die Polyphenole der Kirschen den Muskel vor kleinen Faserrissen schützen und damit einen wirksamen Schutz vor Entzündungen bieten.

Kirschen für gesunde Haut und Haare

Auch die Haut freut sich über eine Extraportion Kirschen, ob frisch oder als Saft. Kirschen liefern Kieselsäure, die das Bindegewebe straffen kann, schöne Haare und feste Fingernägel macht.

Ananas – das Enzymwunder

Ursprünglich stammt die Ananas aus Süd- und Mittelamerika. Heute wird sie weltweit in vielen tropischen Gebieten auf Plantagen angebaut.

Bereits die südamerikanischen Ureinwohner verwendeten frische und vollreife Ananasfrüchte als Naturheilmittel, z. B. bei Fieber, Nierenleiden und Wurmbefall.

Kraftpaket Ananas

Ananas enthält viele Mineralstoffe, unter anderem Kalzium, Kalium, Magnesium, Phosphor, Eisen, Kupfer, Zink, Mangan und Jod. Sie liefert sage und schreibe alle Vitamine, die es gibt, insbesondere Biotin, Vitamin B_{12} und Vitamin E. Aufgrund ihres Mineralstoffreichtums wirkt sie außerdem basisch und reguliert den Säure-Basen-Haushalt.

Ananas entspannt Muskulatur und Gefäße und stärkt Immun- und Nervensystem. Auch auf die Psyche hat die gelbe Frucht eine positive Wirkung. Sie kann Ängste und nervöse Erregungszustände dämpfen. Das natürlich enthaltene Vanillin hat eine anregende, euphorisierende und erotisierende Wirkung und gilt zusammen mit dem ebenfalls enthaltenen Serotonin als Stimmungsaufheller.

Enzyme stecken in reifen Früchten

Zum Liebling vieler Ernährungsexperten wurde die Ananas wegen ihres eiweißspaltenden Enzyms Bromelain. Das Enzym, das reife Ananasfrüchte in beachtlichen Mengen liefern, spaltet das Eiweiß aus der Nahrung zu Aminosäuren auf. Es unterstützt und fördert somit die Eiweißverdauung und -verwertung im menschlichen Körper.

REIFEPRÜFUNG

Ananas reift nach der Ernte nicht nach. Achten Sie deshalb bereits beim Kauf darauf, dass die Frucht schon rötlich gefärbt ist und auf leichten Druck nachgibt. Lässt sich zudem aus ihrem Blattschopf ein Blättchen ohne Mühe abzupfen, ist sie reif. Da frische Ananasfrüchte recht empfindlich sind, sollten sie nicht zu kühl, vor allem nicht im Kühlschrank, aufbewahrt und rasch verzehrt werden.

Normalerweise produzieren Magenzellen und Bauchspeicheldrüse genügend Verdauungsenzyme, doch für die moderne Ernährung, die häufig reich an industriell hergestellten Nahrungsmitteln ist, reichen die Verdauungsenzyme manchmal nicht mehr aus. Eine optimale Nahrungsverwertung ist kaum noch möglich, was zu Vital- und Nährstoffverlusten führen kann. Das Ananasenzym kann die Verdauung und Verwertung der Speisen verbessern.

Darüber hinaus kann Bromelain aus Ananas die Blutgerinnung hemmen, was die Durchblutung verbessert, den Blutdruck reguliert und der Entstehung von Arteriosklerose entgegenwirken kann.

Neueste Studienergebnisse belegen jetzt sogar die Wirksamkeit von Bromelain im Kampf gegen Krebs. Es wirkt entzündungshemmend, kann Immunzellen aktivieren und durch die Entsorgung von unnötigem Gewebe sogar einer Tumorbildung im Körper vorbeugen. Das wertvolle Enzym ist allerdings nur in frischen oder getrockneten reifen Früchten enthalten, in erhitzten Ananaskonserven jedoch nicht.

Nüsse und Kerne

Nüsse wurden lange Zeit verkannt als »Dickmacher« und »Kalorienbomben«. »Nur nicht zu viel davon essen, der Figur zuliebe«, lauteten lange Zeit die falschen Warnungen. Heute weiß man es besser: »Essen Sie täglich eine Handvoll Nüsse!«

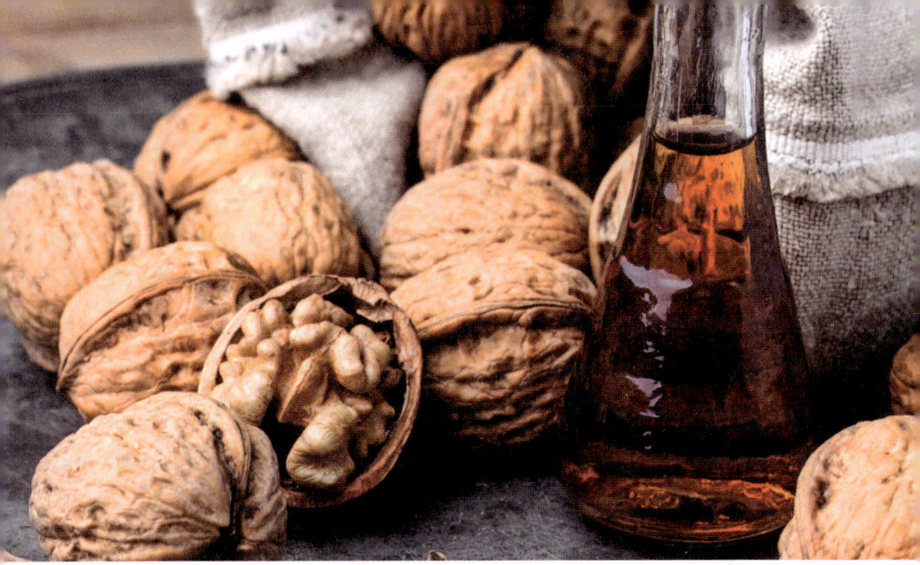

Langsam bröckelt das Vorurteil, Nüsse seien nur »Dickmacher«. Sie haben hohes Schutzpotenzial gegen Entzündungen!

Wissenschaftliche Studien haben längst den Beweis erbracht, dass Walnusskerne, Mandeln, Cashew- oder Pinienkerne (Zedernüsse) keinesfalls zu verachten sind. Sie haben positiven Einfluss auf die Blutfettwerte, wirken sich günstig aus auf den Cholesterinspiegel und können vor Herz-Kreislauf-Erkrankungen schützen.

Nüsse sind mit ihren beachtlichen Mengen an Vitaminen, Mineralstoffen und Spurenelementen gesunde Gehirnnahrung, sie stärken Knochen und Zähne und sorgen für schöne Haut und Haare. Aus den Inhaltsstoffen können wir das Glückshormon Serotonin bilden – ein Joker für gute Laune.

Walnüsse – Vitalität aus der Schale

Der echte Walnussbaum (Juglans regia) stammt ursprünglich aus dem Fernen Osten, wo er an den Hängen des Himalajas wuchs, bevor er sich in Europa ausbreitete. In der Antike war er eine wertvolle

Pflanze und wurde dem Göttervater Jupiter zugeordnet. Man glaubte, der Baum trüge die Weisheit des Überirdischen, die er an die Menschen weitergibt. Walnüsse galten als Speise der Götter.

Wertvolles unter harter Schale

Walnusskerne weisen einen Fettanteil von 42 bis 62,5 Prozent auf. Einzigartig hoch ist dabei der Gehalt an Alpha-Linolensäure (Omega-3-Fettsäure). Diese essentielle Fettsäure, die der Körper nicht selbst bilden kann und daher mit der Nahrung aufnehmen muss, ist äußerst gesund. Sie gilt als entzündungshemmend, herzschützend, sie soll die Blutgefäße geschmeidig halten, Arteriosklerose vorbeugen und einen positiven Einfluss auf den Cholesterinspiegel haben.

Walnusskerne sind sehr eiweißreich und daher auch für Vegetarier und Veganer ein wertvolles Nahrungsmittel: Eine Handvoll Nusskerne (das sind gut 40 g) liefert dem Körper 8 g pflanzliche Proteine.

Der Gehalt an Antioxidanzien ist in Walnusskernen beachtlich. Dazu gehören Tocopherole, Phytosterole, Polyphenole, Melatonin und Selen – allesamt sollen sie vor aggressiven Sauerstoffradikalen schützen (siehe S. 36ff.).

Außerdem punktet die Walnuss mit zahlreichen Vitaminen sowie wichtigen Mineralien, insbesondere Magnesium, das nach neuesten Studien besonders wirksam gegen Entzündungsgeschehen agieren soll.

Eine Portion Walnusskerne deckt bereits 7 Prozent des täglichen Bedarfs an Ballaststoffen; sie sind für eine stabile Darmgesundheit unerlässlich.

Walnüsse gegen Entzündungen

Walnusskerne können sich positiv auf Entzündungsreaktionen auswirken, vor allem dann, wenn sie mit anderen wertvollen pflanzlichen Lebensmitteln kombiniert verzehrt werden. In einer Studie unter der Federführung von Dr. Neil Shay von der Oregon State University wurde nachgewiesen, dass die gesundheitlichen Effekte insbesondere in Kombination mit Kirschen, Himbeeren und grünem Tee deutlich verstärkt werden konnten.

Herstellung und Verwendung von Walnussöl

Aus den reifen, manchmal auch gerösteten Walnusskernen wird ein feines Speiseöl gepresst. Es ist reich an mehrfach ungesättigten Fettsäuren und besitzt einen intensiven Geschmack. Aufgrund seiner geringen Haltbarkeit wird es meist in kleine, dunkle Flaschen abgefüllt, die kühl gelagert und rasch verbraucht werden sollten. Die qualitativ besten Öle entstehen aus gefilterten Kaltpressungen.

Walnussöl findet Verwendung in der kalten Küche und schmeckt gut in Dressings, besonders schmackhaft auch in Möhrensaft (es unterstützt die Aufnahme von fettlöslichem Beta-Carotin).

REZEPT

WALNUSSBLÄTTER-TEE

INNERE ANWENDUNG bei Verdauungsbeschwerden und Hautentzündungen
ÄUSSERE ANWENDUNG als Umschläge und Waschungen oder als Badezusatz gegen vielerlei Hautbeschwerden

2 TL getrocknete Walnussblätter (zerkleinert) mit kochendem Wasser aufbrühen. 10 Min. ziehen lassen, abseihen und trinken.

Walnussblätter mit großer Wirkung

In der Volksheilkunde werden die Blätter des Walnussbaumes wegen der Bitter- und Gerbstoffe seit Jahrhunderten geschätzt. Sie wirken stark zusammenziehend und reinigend.

Pinienkerne – vielseitig gesund

Bei den Pinienkernen (Zedernüsse) handelt es sich um die Samen einer Zirbelkiefernart. Die Kiefer ist beheimatet im nördlichen Mittelmeerraum, am Schwarzen Meer und in Sibirien. Pinienkerne genießen in der sibirischen Volksmedizin einen ausgezeichneten Ruf. Bereits vor 200 Jahren berichtete Peter Simon Pallas von der Wirkung der Zedernsamen. Er schrieb, sie würden die Leistungskraft steigern und bei Müdigkeit helfen.

Heute lassen uns die Ergebnisse der wissenschaftlichen Untersuchungen, die an der Medizinischen Universität Tomsk erbracht worden sind und von den gesundheitsfördernden Eigenschaften der Pinienkerne berichten, aufhorchen. So wird ihnen z. B. eine positive Wirkung bei Neurodermitis bescheinigt. Auch sollen sie gute Dienste leisten bei erhöhtem Cholesterinspiegel und Bluthochdruck. Bei Magenschleimhautentzündung und Sodbrennen wurden sie ebenfalls erfolgreich eingesetzt.

Wertvolle Fette

Über 90 Prozent einfach und mehrfach ungesättigte Fettsäuren machen die Pinienkerne und das daraus hergestellte Öl zu wahren »Cholesterinkillern«. Sie enthalten auch Pinol- und Pinolensäure.

Das sind dreifach ungesättigte Fettsäuren, deren Wirkungsweise noch nicht ganz erforscht ist. Nach heutigen Erkenntnissen gelten sie als entzündungshemmend, sie sollen positiv auf den Blutdruck wirken und den Cholesterinspiegel in Schach halten. Pinienkerne liefern außerdem reichlich fettlösliches Vitamin E, ein starkes Antioxidans, das das Immunsystem stärkt.

Mineralien in Hülle und Fülle

Mit ihrem hohen Gehalt an Eisen, Magnesium, Kupfer, Zink und Kobalt können Pinienkerne mit allen anderen Nüssen und Samen mithalten. Sie enthalten Magnesium (270 mg/100 g) und Zink (9 mg/100 g), die zur Stärkung des Immunsystems beitragen und zusammen mit den enthaltenen Omega-3-Fettsäuren bei der Linderung entzündlicher Prozesse eine große Rolle spielen. Sie sind fester Bestandteil der antientzündlichen Ernährung.

Kräuter und Gewürze

Kräuter und Gewürze verleihen süßen und salzigen Speisen ihren unverwechselbaren Geschmack. Gleichzeitig unterstützen sie mit ihren wertvollen Inhaltsstoffen unser Wohlbefinden. Erwähnenswert sind vor allem die hohen und unterschiedlichen Gehalte an sekundären Pflanzenstoffen. Die ätherischen Öle, scharf schmeckende Stoffe, Bitterstoffe, Phytohormone und Gerbstoffe zeigen vielfältigen Einfluss auf den Organismus.

Nicht alle Wirkungen wurden bis heute in Studien wissenschaftlich belegt. Vieles beruht auf traditionell begründeten Anwendungen und wird seit Jahrhunderten erfolgreich für vielerlei gesundheitliche Zwecke eingesetzt. Hildegard von Bingen und viele andere Heilkundige, die sich mit Kräutern und Gewürzen auseinandergesetzt haben, nutzten und nutzen die heilenden Kräfte der Gewürze und Kräuter für das gesundheitliche Wohl.

Gewürze und Kräuter unterstützen in unterschiedlicher Weise unsere Körperabläufe. Manche regen den Appetit an, verstärken die Speichelbildung und erleichtern so das Kauen und Schlucken. Andere wirken im gesamten Magen-Darm-Trakt, weil sie die Magentätigkeit anregen, Blähungen lindern, für eine geregelte Verdauung sorgen und die Fettverbrennung unterstützen.

Und damit noch nicht genug: Die Inhaltsstoffe von Kräutern und Gewürzen wirken gegen unliebsame Bakterien, hemmen Entzündungen, wirken beruhigend und erleichtern das Einschlafen.

Die Heilkraft liegt je nach Kraut oder Gewürz in unterschiedlichen Teilen der Pflanze: in Blättern (wie z. B. bei Minze und Melisse), Blüten (wie bei Kamille oder Ringelblume) und Wurzeln, wie beispielsweise bei Baldrian.

Kurkuma – viel mehr als nur ein Gewürz

Die aus Südostasien stammende Kurkumapflanze ist eng verwandt mit der Ingwerwurzel. Als Gewürz werden nur die Wurzeln, genauer gesagt die Knollen verwendet. Kurz nach der Ernte werden die Kurkumaknollen etwa 5 Minuten in kochendes Wasser getaucht, getrocknet und schließlich zu einem intensiv gelbfarbenen Pulver verarbeitet, das als Gewürz, Farb- und Aromastoff verwendet wird.

In der Traditionellen Ayurvedischen Medizin ist Kurkuma auch bekannt als die »Goldene Göttin« und wird seit mehr als 4000 Jahren für die Heilung vieler Beschwerden, insbesondere bei Entzündungen, eingesetzt.

Curcumin lindert Schmerzen

Dass Kurkuma zahlreichen Krankheiten vorbeugen, Symptome lindern und gar heilen kann, ist über die Jahrhunderte hinweg in vielen wissenschaftlichen Studien bestätigt worden.

Zu den wichtigsten Inhaltsstoffen der Kurkumaknolle zählen Curcumin mit herausragender Heilkraft, einige ätherische Öle sowie die beiden Verbindungen Ferulasäure und Kaffeesäure. Curcumin wirkt antioxidativ und hält gefährliche freie Radikale in Schach (siehe S. 36ff.). Es schützt außerdem die Leber und unterstützt damit die Entgiftung des Körpers. Es hat sich bei Verdauungsstörungen und Erkrankungen des Magen-Darm-Traktes bewährt. Kurkuma schützt weiterhin vor Infektionserkrankungen, indem es die Vermehrung von Viren unterbindet und das Immunsystem stärkt. Vor allem aber ist es die herausragende Wirkung auf sogenannte COX-Enzyme, die Kurkuma zum Topstar unter den entzündungshemmenden Lebensmitteln macht.

Ein Enzym stoppt die Entzündungskette

Curcumin besitzt die großartige Fähigkeit, die sogenannten COX-Enzyme (Cyclooxygenase-2) zu hemmen. Sie sind maßgeblich für die Steuerung entzündlicher Prozesse im Organismus verantwortlich. Curcumin blockiert genau an der Stelle den Entzündungsprozess, an der auch Medikamente wie z. B. Ibuprofen ansetzen. Diese meist verschreibungspflichtigen Arzneien werden daher auch »COX-2-Hemmer« genannt. Kurkuma hat jedoch entscheidende Vorteile: Zunächst verursacht es keine Nebenwirkungen. Gleichzeitig ist Curcumin in der Lage, den Histaminspiegel zu senken, was ebenfalls das Entzündungsgeschehen beruhigt.

Außerdem regt es die Nebennieren an, größere Mengen des Hormons Cortisol zu bilden, das bereits in kleinen Mengen wie ein natürliches Schmerzmittel im Körper wirkt. Wer also seine Speisen regelmäßig mit Kurkuma aufwertet, genießt all diese natürlichen Vorteile – ganz ohne Nebenwirkungen.

Verwendung und Dosierempfehlung

Da der Hauptwirkstoff Curcumin fettlöslich ist, sollte Kurkuma immer in Kombination mit Öl oder einer anderen fetthaltigen Speise verzehrt werden. Eine einfache Möglichkeit – vor allem in der Prophylaxe – besteht also darin, den Speisen mehrmals täglich einen halben bis ganzen Teelöffel Kurkumapulver zuzufügen. In Indien beispielsweise, dem Heimatland der Kurkumapflanze, ist es ein »Muss«, und so gut wie jede Speise wird mit Kurkuma aufgewertet.

Neben etwas Speiseöl verstärkt die gleichzeitige Zugabe von schwarzem Pfeffer (Inhaltsstoff Piperin) und Zitronensaft die Wirkung. Fachleute empfehlen, 1,5 bis 10 g Kurkuma pro Tag zu sich zu

WAS HEISST EIGENTLICH »COX«?

COX-2-Enzym (Cyclooxygenase) wandelt die Fettsäure Arachidonsäure in entzündungsfördernde Prostaglandine um und befeuert das Entzündungsgeschehen.
COX-2-Hemmer sind künstliche Medikamente, die diesen Prozess verhindern und somit zur Schmerzlinderung beitragen. Dazu zählen so bekannte Präparate wie z. B. Aspirin oder Ibuprofen.
Natürliche COX-2-Hemmer sind gesunde Lebensmittel wie z. B. Kurkuma, Ingwer oder Rote Bete, deren Inhaltsstoffe exakt an der gleichen Stelle wirken und Entzündungen natürlich und ohne Nebenwirkungen vorbeugen und lindern können.

nehmen. Zur Vorbeugung sind etwa 1,5 g Kurkuma als Gewürz in Speisen ausreichend. Für therapeutische Zwecke sollten es 3 – 5 g Kurkuma täglich sein.

Frisch, als Pulver oder Kapsel?

In welcher Form bieten Kurkuma und sein Inhaltsstoff Curcumin den höchsten gesundheitlichen Nutzen? Sind es die frischen Kurkumaknollen, das Kurkumapulver oder vielleicht doch eher die Kurkumakapseln, die es als Nahrungsergänzungsmittel zu kaufen gibt? Im Hinblick auf die Wirkung spielt die Darreichungsform keine Rolle. Maßgebend ist, ob man Curcumin prophylaktisch oder therapeutisch einnehmen möchte, denn danach richtet sich die Dosierempfehlung.

Kurkuma liefert Inhaltsstoffe, die die gleiche Wirkung haben wie synthetisch hergestellte Schmerzmittel.

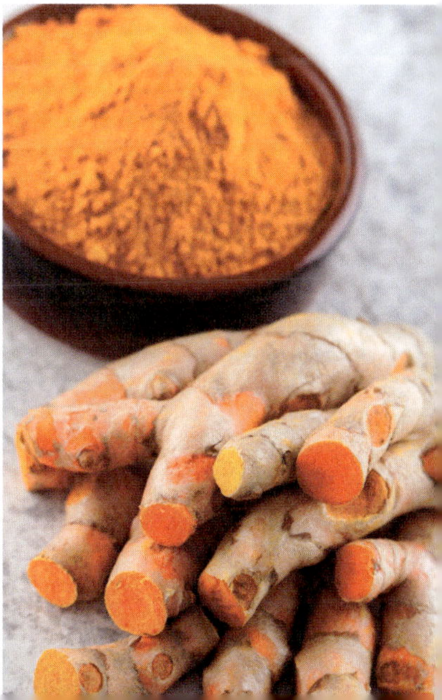

Als vorbeugende Maßnahme gegen Entzündungen sind Knolle oder Pulver in Bio-Qualität zum Kochen und Würzen ideal, insbesondere dann, wenn dem Gericht gleichzeitig schwarzer Pfeffer und Öl hinzugefügt werden.

Allerdings schmeckt Kurkuma leicht bitter, und meist streut man kleinere Mengen (bis zu 1 TL) in die Speisen. Damit ist die Aufnahme von Curcumin auch deutlich geringer. Um Entzündungsschutz zu erzielen, reicht diese Menge in der Regel nicht aus.

Kapseln sind konzentrierter und liefern meist höhere Curcuminmengen. Sie werden überwiegend für therapeuti-

REZEPT

KURKUMA-DETOX-DRINK

Zur Entlastung der Leber kurmäßig 1 Drink pro Tag (am besten morgens) über 1 Woche

FÜR 1 PORTION:

2 cm frische Kurkumaknolle oder 1,5 TL Kurkumapulver

2 cm frischer Ingwer

2 Zitronen

1 Msp schwarzer Pfeffer

1 TL Honig

1 TL Leinöl

Kurkuma und Ingwer putzen und klein schneiden. Zitronen auspressen. Saft, Kurkuma, Ingwer, Pfeffer und Honig in einen Mixer geben und kräftig pürieren. Leinöl dazugeben und erneut kurz mixen. Fertig!

INFO Kurkumapulver bewahrt man gut verschlossen an einem kühlen, dunklen Ort auf. Frische Kurkumaknollen sind nicht so häufig im Angebot. Falls Sie welche finden, achten Sie auf eine feste, glatte Haut und eine frische Bruchstelle.

sche Zwecke empfohlen, z. B. bei Arthrose, rheumatischen Erkankungen oder sonstigen Gelenkbeschwerden. Wer Kurkumakapseln kaufen möchte, sollte auf die Inhaltsstoffe achten: Neben Kurkumapulver sollten die Kapseln auch Curcumin (Extrakt) und Piperin (schwarzer Pfeffer) enthalten und möglichst keine synthetischen Zusatzstoffe. Kapseln bieten den Vorteil, dass sie geschmacksneutral sind und man sie jederzeit überall mitnehmen kann. Während beim Pulver das Risiko besteht, dass der Wirkstoff Curcumin unter Licht- und Sauerstoffeinfluss an Wirkung verliert, sind die Kapseln besser geschützt.

Ingwer - die Powerwurzel

»Wunderknolle« oder »Königin der Gewürze« und zahlreiche andere Beschreibungen kann man zum Gewürz Ingwer finden. Das kommt nicht von ungefähr. Schließlich kennt man seit über 3000 Jahren den Ingwer als Würz- und Heilmittel, besonders in der asiatischen Küche sowie der Traditionellen Chinesischen Medizin. Auch in unseren Küchen hat Ingwer längst seinen festen Platz bekommen.

Ob roh, gekocht oder geraspelt, Ingwer peppt mit frischer Schärfe zahlreiche Gerichte auf. Neben seiner traditionellen Verwendung in Currys und Chutneys verleiht Ingwer auch Suppen, Salaten sowie Fleisch- und Fischgerichten ein besonders raffiniertes Aroma.

Natürliches Schmerzmittel

Aufgrund seiner zahlreichen Inhaltsstoffe punktet Ingwer mit vielen Vorzügen für Gesundheit und Wohlbefinden. Die unscheinbare Knolle enthält neben wertvollen Vitaminen und Mineralstoffen auch eine Fülle von sekundären Pflanzenstoffen und besonders viele ätherische Öle. Vor allem der Inhaltsstoff Gingerol soll Enzyme hemmen, die für Entzündungen und Schmerzen sorgen. Der entzündungshemmende Effekt und die schmerzlindernde Wirkung beruhen darauf, dass Gingerol Botenstoffe blockieren kann, die Entzündungen anfeuern. Damit ist die Wirkung von Gingerol vergleichbar mit der von Acetylsalicylsäure, die man als Hauptwirkstoff in Schmerzmitteln wie z. B. Aspirin findet.

Wegen seines schmerzstillenden Potenzials wird Ingwer daher häufig in der Traditionellen Chinesischen Medizin zur Behandlung von Rheuma, Gelenk- und Muskelschmerzen verordnet. Dabei kann man Ingwer sowohl innerlich als auch äußerlich anwenden.

REZEPTE FÜR HEILMITTEL AUF INGWERBASIS

INGWERÖL

Das Öl eignet sich für Massagen, Einreibungen sowie zum Würzen von Speisen.

Ein Stück frischen Ingwer (ca. 5 cm) klein schneiden und zusammen mit 300 ml kaltgepresstem Pflanzenöl (z. B. Oliven- oder Rapsöl) in einen Topf geben. Im kochenden Wasserbad zwei Stunden ziehen lassen. Das Öl abkühlen lassen, durch ein Tuch abseihen und in eine saubere Flasche füllen.

INGWERWICKEL

Gegen entzündliche Gelenkschmerzen, für mehr Beweglichkeit, z. B. bei Arthrose

Ca. 2 cm Ingwer klein schneiden. In einer Tasse Weißweinessig aufkochen lassen. Temperatur reduzieren und den Sud ca. 10 Minuten ziehen lassen. Ein dünnes Baumwolltuch eintauchen und ausdrücken. Die schmerzende Körperstelle damit einwickeln, ein weiteres trockenes Tuch darüberschlagen. Den Wickel mind. 2 Stunden auf die schmerzende Stelle einwirken lassen.

Heilmittel auf Ingwerbasis

Für die äußerliche Anwendung stellen Sie ein Heilöl aus geriebenem Ingwer her. Reiben Sie schmerzende Stellen damit ein. Ingweröl fördert die Durchblutung, lindert Schmerzen und erleichtert die Beschwerden bei Arthritis, Rheumatismus und Muskelkrämpfen.

Ingwer beruhigt die Verdauung

Ingwer wird seit Jahrtausenden gegen Übelkeit und bei Magenverstimmung eingesetzt. Auch hier zeigt maßgeblich das Gingerol seine

REZEPTE FÜR GETRÄNKE AUF INGWERBASIS

INGWERTEE

Hilft gegen Übelkeit

Ein Stück (ca. 3 cm) Ingwer mit Wasser zum Kochen bringen. 5 Minuten leicht köcheln lassen. Den Tee abseihen und etwas frische Pfefferminze zugeben.

TIPP Wird der Ingwertee vor dem Essen getrunken, kommt die Verdauung in Schwung, die Darmperistaltik und die Produktion von Verdauungssäften werden angeregt.

INGWERWASSER

Hilft vorbeugend bei Erkältungen, kurbelt den Stoffwechsel an, ist gut für die Verdauung und unterstützt die Entgiftung des Körpers

1 Stück Ingwer (ca. 3 cm)

1,5 l Wasser

Ingwer schälen und klein schneiden. Im Wasser 10 Minuten kochen und ebenso lange ziehen lassen. Ingwerwasser in eine Thermoskanne füllen und über den Tag verteilt trinken.

Wirkung, denn es kann das Verdauungssystem beruhigen, Blähungen, Krämpfe und Verstopfung lindern. Wer unter Übelkeit leidet, isst am besten ein kleines Stück rohen Ingwer.

Doch nicht jeder ist angetan von dem scharfen Geschmack des Ingwers. Dann kann auch ein Ingwertee wohltuend sein. Der Tee kann eine überreizte Magen-Darm-Muskulatur beruhigen, die Magenschleimhaut vor Entzündungen schützen, er reguliert die Darmflora und beugt Blähungen vor.

Für Haut und Haare

Sowohl innerlich als auch äußerlich angewandt sorgt Ingwer für eine schöne Haut und lässt sie strahlend frisch aussehen. Denn Ingwer fördert die Durchblutung, und der Stoffwechsel wird beschleunigt. Gift- und Schadstoffe werden so schneller ausgeschieden, und ein schöneres Hautbild kann sich zeigen. Bei unreiner Haut trägt man abgekühltes Ingwerwasser mit einem Wattebausch auf die Pickel auf. Das lässt die Entzündungen abheilen und Pickel verschwinden.

Zimt – nicht nur zu Weihnachten

Zimt ist eines der ältesten Gewürze der Welt. Bei uns hat er besonders in der Adventszeit Hochkonjunktur, denn er ist beliebte und traditionelle Zutat vieler Plätzchen- und Lebkuchenrezepte. Wenn der Duft durch die Wohnung zieht, macht sich ein Wohlgefühl breit, und es wird einem ganz warm ums Herz. Schade, dass das äußerst schmackhafte Gewürz so stiefmütterlich behandelt wird, schließlich wirkt es wie ein Naturheilmittel.

Die Rinde des Zimtbaumes

Zimt ist eigentlich nichts Besonderes, sondern einfach nur die Rinde des Zimtbaumes. Zur Zimtgewinnung werden die Äste des Baumes abgeschält und die Rinde getrocknet. Entweder kommen sie auf eine bestimmte Größe geschnitten als Zimtstangen in den Handel, oder sie werden fein vermahlen als Zimtpulver angeboten.

Die Inhaltsstoffe

Zimtrinde ist reich an ätherischen Ölen. Hauptbestandteil ist Zimtaldehyd, das diesem Gewürz das typische süße, holzige Aroma verleiht. Außerdem enthält Zimt Eugenol und weitere Scharfstoffe, die den Körper von innen wärmen und den Stoffwechsel ankurbeln. Die wärmende Wirkung macht den Zimt zu einem sehr beliebten Gewürz besonders in der kalten Jahreszeit. Zimt kann man auch einen »Fettverbrenner« nennen. Denn wenn der Stoffwechsel schneller arbeitet, wird die Verbrennung von Fett angekurbelt, und den Fettpölsterchen wird zu Leibe gerückt. Deshalb ist es nicht besonders clever, Zimt mit Zucker zu mischen, wie man das z. B. bei Milchreis oder süßen Pfannkuchen gern macht. Die positive Wirkung von Zimt wird durch den Zucker gleich wieder zunichtegemacht. Das gilt übrigens auch für die Tatsache, dass Zimt den Blutzuckerspiegel regulieren kann. Wer Zimtzucker isst, verzichtet leider auf die positiven Effekte für den Blutzuckerspiegel.

Dem Zimtgewürz wurde in vielen wissenschaftlichen Studien seine antimikrobielle und entzündungshemmende Wirkung bestätigt. Unterstützt wird die Wirkung von ätherischen Ölen sowie einer Fülle von Antioxidanzien.

Streuen Sie jeden Tag reichlich Zimt über Ihr Essen – ein sehr leckerer Entzündungsschutz.

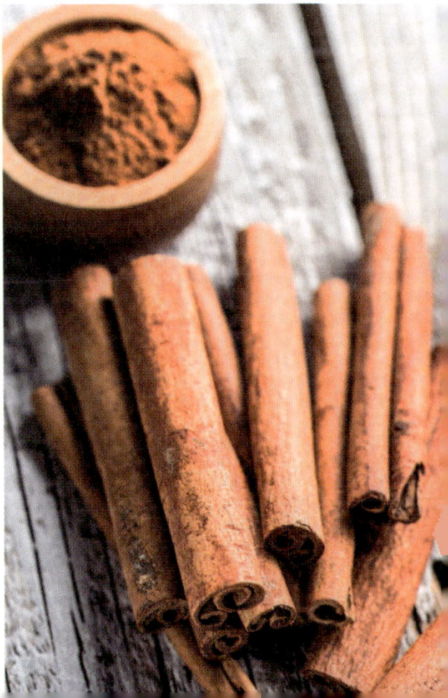

Wie viel soll es denn sein?

Wer möglichst oft in den gesunden Genuss von Zimt kommen möchte, muss sich nicht allein auf Cappuccino, Milchreis oder Lebkuchen beschränken. Geben Sie eine Prise Zimt in Bohnenkaffee oder Espresso. Mischen Sie 1 Teelöffel ins tägliche Müsli und verfeinern Sie Ihre Lieblingskonfitüre, indem

Sie sie mit etwas Zimt bestreuen. Auch zu herzhaften Speisen wie z. B. Curry-, Fisch-, Fleisch- oder Linsengerichten passt Zimt hervorragend und entfaltet sein gesundes Potenzial.

Chilischote und Cayennepfeffer

Sie sind klein, rot und scharf – die Chilischoten. Sie brennen auf der Zunge und treiben Schweißperlen auf die Stirn. Das scharfe Gewürz kann man nicht nur beim Kochen verwenden, es ist auch äußerlich angewandt von hohem gesundheitlichem Wert.

Dass Chilischoten so besonders gesund sind, blieb lange Zeit unerkannt. Man glaubte sogar, dass die Schärfe die Schleimhäute sehr stark reize und deshalb besonders ungünstig für den Magen sei. Aber genau das Gegenteil ist der Fall. Italienische Wissenschaftler von der Klinik Bologna fanden heraus, dass Chili sogar eine beruhigende Wirkung auf den Magen ausübt. Vielmehr macht der scharfe Inhaltsstoff Capsaicin die Schmerzfasern unsensibel, so dass wir kein Schmerzempfinden haben.

Capsaicin ist eigentlich geschmacklos – aber es reizt die Nervenenden so, dass wir beim Verzehr eine warme, brennende Schärfe schmecken.

Die Inhaltsstoffe

Capsaicin regt die Durchblutung an und ist eine natürliche Waffe gegen Helicobacter pylori, ein Magenbakterium, das häufig Ursache für Magenschleimhautentzündungen (Gastritis) ist.

Capsaicin kurbelt die Produktion der körpereigenen Endorphine an. Das bedeutet, dass das Gehirn ein Schmerzsignal empfängt, wenn wir besonders scharf essen. Der Körper schüttet daraufhin anregende Botenstoffe und Hormone aus, wie z. B. Adrenalin und Dopamin. Diese Endorphine sorgen für ein Glücksgefühl und üben eine entspannende Wirkung auf den Körper aus.

Doch damit noch nicht genug! Wer mit seinem (Über-)Gewicht kämpft, findet im Chiligewürz einen guten Partner, der unterstützend die Richtung »Abnehmen« vorgeben kann. Verschiedene Studien belegen, dass Capsaicin das Verlangen nach fettigen, salzigen und süßen Speisen bändigt und appetitzügelnd wirkt. Außerdem heizen die Scharfstoffe den Stoffwechsel an und erhöhen den Energieverbrauch. In Verbindung mit einer gesunden Ernährung wird sich so auch das ein oder andere Kilo verabschieden.

Scharf, schärfer, noch schärfer

Scharf zu essen gilt in vielerlei Hinsicht als sehr gesund. Viele scharfe Gewürze wirken positiv auf die Verdauung und töten sogar Krankheitserreger, die wir über die Nahrung aufnehmen.

Beim Verzehr scharfer Gewürze bildet der Körper automatisch mehr Speichel – die Produktion steigt etwa um das Neunfache! Die erhöhte Speichelbildung hat mehrere positive Nebeneffekte. Sie verbessert die Mundhygiene, da Mundhöhle und Zähne besser von Nahrungsresten befreit werden, was auch der Entstehung von Karies entgegenwirkt. Weil der Scharfmacher Capsaicin nicht nur für mehr Speichel sorgt, sondern auch die Bildung von saurem Magensaft anregt, können wir die Mahlzeiten besser verdauen. Unliebsame Bakterien im Magen-Darm-Trakt mögen das extrem saure Milieu überhaupt nicht. So kann scharfes Essen auch vor Durchfallerkrankungen schützen.

Auch äußerlich wirksam

Chilischoten und ihr Wirkstoff Capsaicin sind schon längst nicht mehr nur ein »scharfes Gewürz«. Mittlerweile werden die Inhaltsstoffe für äußerliche Anwendungen medizinisch erfolgreich genutzt, wie z. B. als Wirkstoff in Wärmepflastern oder -salben bei Rückenschmerzen, Verspannungen und rheumatischen Erkrankungen.

Gewürznelken – das Lebkuchengewürz

Kennen Sie den brennenden, scharfen Geschmack, wenn Sie auf eine Gewürznelke beißen? Man möchte nicht glauben, dass dieses Gewürz vielen Gerichten eine besondere Note verleiht und gleichzeitig so gesund ist.

Bereits in der Antike und im Mittelalter waren die Früchte des Gewürznelkenbaumes sowohl als Gewürz wie als besonders wertvolles Heilmittel bekannt und beliebt. In der Medizin des Mittelalters verwendete man Nelken wegen ihrer antiseptischen Wirkung als wertvolles Desinfektionsmittel, besonders bei Ausbruch von Seuchen.

Bei Zahnschmerzen und mehr

Wer Zahnschmerzen hat, soll auf eine Nelke beißen – das kennen viele. Weniger bekannt ist, dass Gewürznelken auch im Magen-Darm-Bereich wohltuend wirken, appetitanregend und verdauungsfördernd sind.

Gewürznelken bestechen mit ihrem einzigartigen Geruch und Geschmack und haben sich zum wichtigen Hausmittel bei Beschwerden entwickelt. Zu verdanken haben sie dies ihren ätherischen Ölen, wie z. B. Eugenol mit seiner Wirkung gegen Schmerzen und Entzündungen. Eugenol wirkt auch betäubend, was den Einsatz von Nelken oder Nelkenöl bei Zahnschmerzen erklärt.

Außerdem hemmt Eugenol die Bildung von Hormonen (Prostaglandinen), die Entzündungen auslösen können. Gewürznelken werden auch zur Bekämpfung von Bakterien und Pilzen eingesetzt.

Anti-Aging – auch fürs Gehirn

Gewürznelken liefern recht hohe Konzentrationen an Antioxidanzien, die die körpereigenen Selbstheilungskräfte aktivieren und gegen freie Radikale kämpfen. Gewürznelken wirken in dieser Funktion vor allem gegen das Altern und reduzieren das Risiko für die Entstehung zahlreicher Krankheiten. Außerdem steigern Gewürznelken die Gehirnleistung und sorgen für einen klaren Kopf.

In der Küche

Beim Kochen werden Gewürznelken als ganze Knospe oder fein gemahlen verwendet und gehören in viele klassische (Hausmanns-) Gerichte. Der intensive Geschmack der Gewürznelken kommt vor allem Marinaden, Fleisch- und Fischgerichten zugute. Auch Sauerkraut und Rotkohl werden mit diesem Gewürz gerne verfeinert. Gewürznelken sind häufig Bestandteil von Gewürzmischungen, wie z. B. Currypulver.

Auch in süßen Speisen, Gebäck und Kuchen lässt sich Nelkenpulver wunderbar verarbeiten und gibt den Speisen einen unvergleichlichen Geschmack.

Äußerliche Anwendung

Das in Gewürznelken enthaltene ätherische Öl ist Bestandteil einer Lösung gegen bakteriell bedingte Akne, die äußerlich auf die betroffene Stelle aufgetragen wird. Sie reduziert die Bakterienzahl und kann so Akne lindern. Gewürznelken werden auch zur Behandlung von Herpes eingesetzt – in diesen Präparaten wirkt vor allem das Eugenol.

Meerrettich – lässt Tränen fließen

Manchmal wird Meerrettich als »Penicillin aus dem Garten« bezeichnet. Das zu Recht, wenn man sich sein breites Wirkspektrum ansieht: Es wirkt gegen Bakterien, ist schleimlösend, schweiß- und harntreibend. Es stärkt das Immunsystem, vertreibt Appetitlosigkeit und wirkt Verstopfung und Blähungen gleichermaßen entgegen.

Die Schärfe der Senföle

Meerrettich wird frisch gerieben deutschen Klassikern mit Fisch und Fleisch zugegeben.

REZEPT

MEERRETTICH-UMSCHLAG

Gegen Rheuma-, Gicht- und Nervenschmerzen

Die Meerrettichwurzel gründlich waschen, frisch reiben und die Raspeln in ein Baumwolltuch einwickeln. Den Umschlag etwa 10 Minuten auf die betroffenen Stellen legen und dann abnehmen.

TIPP **Frische, ganze Meerrettichwurzel hält sich, eingeschlagen in ein feuchtes Küchentuch, im Gemüsefach des Kühlschranks wochenlang frisch.**

INFO **Der grüne japanische Verwandte des Meerrettichs, der Wasabi, schützt sich mit seiner extremen Schärfe gegen Fressfeinde. Er hat ähnliche Wirkungen.**

Sehr beliebt ist Apfel- oder Sahnemeerrettich zu Räucherfisch oder Rote-Bete-Gerichten.

Ganz schön scharf kann er sein, wenn Meerrettich zu stark dosiert wird. Dann können schon mal die Nasennebenhöhlen freigemacht werden und die Augen zu tränen beginnen. Verantwortlich für die mitunter beißende Schärfe sind ätherische Öle, die Senföle, die beim Reiben freigesetzt werden. Sie sind fettlöslich und werden vom Körper sehr gut aufgenommen. Senföle unterbinden, dass sich Krankheitserreger ausbreiten, und können Viren und Bakterien sogar abtöten.

Meerrettich ist reich an Vitamin C, weshalb man ihn besonders in der kalten Jahreszeit als natürlichen Schutz vor Erkältungen essen sollte.

Äußerliche Anwendung

Äußerlich aufgetragen hilft Meerrettich bei Insektenstichen und Zahnschmerzen – einfach ein Stück frische Meerrettichwurzel auf die schmerzende Stelle legen und einige Zeit einwirken lassen. Bei Rheuma-, Gicht- und Nervenschmerzen wird ein Meerrettichumschlag (siehe die Seite nebenan) aufgelegt, der die Durchblutung der Haut fördert und Schmerzen lindern kann.

Thymian – ein Kraut für Gaumen und Gesundheit

Thymian genießt seit jeher sowohl in der Küche als auch für medizinische Anwendungen großes Ansehen. Auch bei kultischen Anwendungen wie z. B. Räucherungen, Reinigungen oder Opfergaben spielte das Kraut immer wieder eine wichtige Rolle. Im Alten Ägypten fand Thymian aufgrund seiner konservierenden Wirkung auch beim Einbalsamieren der Toten Verwendung.

Die ätherischen Öle

Die Heimat des Lippenblütlers Thymian liegt in den Ländern rund um das Mittelmeer. Neben dem echten Thymian gibt es weltweit mehr als 100 weitere Arten – etwa Feld-, Alpen-, Sand-, Arznei- oder Zitronenthymian. Alle Arten enthalten wertvolles ätherisches Öl, wobei der echte Thymian am meisten liefert.

Diese sind für den typischen Duft und Geschmack des Thymians verantwortlich und machen das Kraut zu einem der wirksamsten natürlichen Antibiotika. Die Hauptbestandteile der ätherischen Öle – Thymol und Carvacrol – wirken keimtötend und entzündungshemmend. Letzteres wird durch die Gerbstoffe im Thymian noch verstärkt. Thymian wird auch zur Regulierung der Verdauung empfohlen.

Beliebte Zutat in Hustensaft & Co.

Thymian ist eines der bekanntesten Heilkräuter bei Erkältungsbeschwerden. Als häufig verwendete Zutat in Hustenbonbons und -saft wirkt er zum einen vorbeugend gegen Erkältungen, Husten, Halsentzündungen und Grippe. Thymian entfaltet aber auch auf wohltuende Weise seine Wirkung, wenn Lunge, Bronchien oder Hals bereits entzündet sind. Dann löst er – am besten als Hustentee oder Thymianbad – den Schleim im Atemtrakt und stillt Hustenkrämpfe.

Zur Beruhigung der Verdauung

Thymian belebt und kräftigt den Magen-Darm-Trakt, hilft fettes Essen besser zu verdauen und kann lästige Blähungen lindern. Außerdem kann er einen nervösen Magen beruhigen.

Wer schlecht schläft oder häufig unter Kopfschmerzen oder Migräne leidet, dem kann ein mit getrocknetem Thymian gefülltes Kräuterkissen gute Dienste leisten. Thymian darf nicht zu hoch dosiert werden, da das enthaltene Thymol zur Schilddrüsenüberfunktion beitragen kann.

Thymian in der Küche

Bereits in Ägypten wurde Thymian aufgrund seines aromatischen Dufts bei der Zubereitung vieler Speisen sehr geschätzt. In Griechenland war es üblich, Fleisch mit Thymian zu räuchern, Käse und sogar Getreide mit dem desinfizierenden und antibakteriell wirkenden Kraut zu würzen. Thymian ist ein robustes Kraut, das mit den Speisen gekocht werden kann. Es passt zu allen herzhaften Fleisch- und Geflügelgerichten und verfeinert Gemüse wie Tomaten, Auberginen und Zucchini.

Brennnessel – Unkraut oder Heilpflanze?

Die Brennnesseln wachsen wild an Wald- und Wegesrändern, im Garten, am Komposthaufen und überall dort, wo Flächen brachliegen. In der Regel macht man einen großen Bogen um die Pflanze oder bekämpft sie rigoros im eigenen Garten. Es ist unangenehm, die Blätter mit der bloßen Haut zu berühren.

Bei Berührung tritt der »Brennsaft« aus, der u.a. Histamin und Ameisensäure enthält und für unangenehme Quaddelbildung und starken Juckreiz sorgt.

Ein wertvolles Nahrungsmittel

Bevor Sie das nächste Mal eine Brennnessel entfernen, sollten Sie wissen, dass sie in früheren Zeiten für arme Leute eine wertvolle Nahrung war und vor Hunger bewahrt hat. So wurde sie zu Blattgemüse, in Suppen und zu Salaten zubereitet.

Die jungen Triebe sind sehr gesund, denn sie liefern reichlich Mineralstoffe und Vitamine. Und die Pflanze leistet einen guten Beitrag zur Eiweißversorgung.

Verwendung als Heilmittel

Bereits im Mittelalter kannte man die zahlreichen gesundheitsfördernden Eigenschaften des vermeintlichen Unkrauts. Rezepturen zur Fiebersenkung, Linderung von Krampfadern und zur Bekämpfung von Darmparasiten sind überliefert. Auch die starke blutreinigende

Die reinigende Wirkung der Brennnessel ist schon lange bekannt. Sie unterstützt auch den Darm und kann Fieber senken.

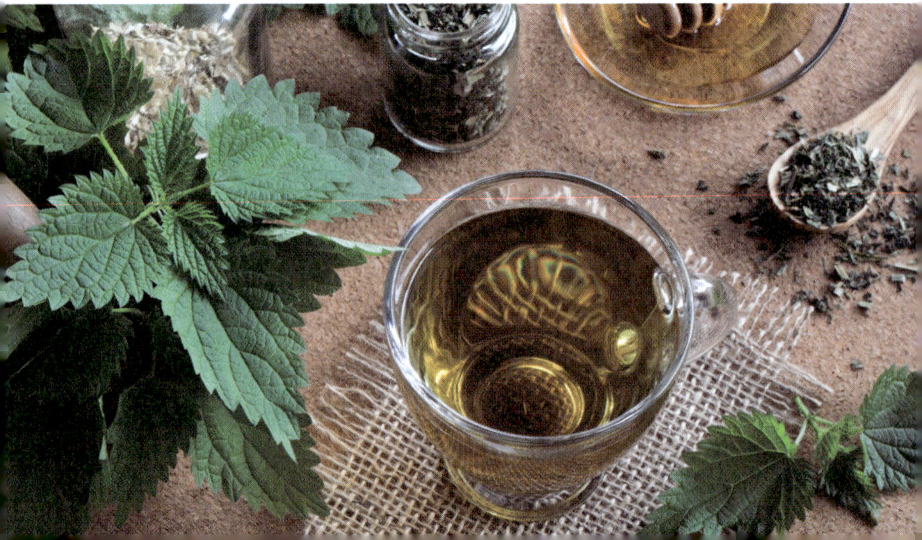

Wirkung war damals schon bekannt. Besonders die enthaltenen Flavonoide, die zu den sekundären Pflanzenstoffen zählen, machen sie so gesund.

Am häufigsten wird die Brennnessel als Tee angeboten. Brennnesseltee soll positiv auf die Psyche wirken und zur Entspannung beitragen. Der Tee enthält reichlich Kaliumsalze, die harntreibend sind. Das erklärt, warum das regelmäßige Trinken von Brennnesseltee besonders bei Harnwegsentzündungen empfohlen wird. Die entwässernde Wirkung regt den Stoffwechsel an und unterstützt die Entgiftung und Reinigung des Körpers.

Die Caffeoyl-Chinasäure, ebenfalls ein Wirkstoff der Brennnessel, soll für die entzündungshemmende und schmerzlindernde Wirkung verantwortlich sein. Auch bei Akne, Kopfschmerzen und Erkältung hat sich der Tee bewährt.

Zur Linderung von Sonnenbrand und zur Heilung der Haut kann kalter Brennnesseltee verwendet werden. Man legt eine Kompresse, in Tee getränkt, auf die betroffene Stelle.

Ernte und Zubereitung

Wer die Möglichkeit hat, sollte die Brennnesseln aus dem eigenen Garten in Büscheln (mit Handschuhen!) ernten, zusammenbinden und trocknen. So kann man einen Vorrat an getrockneten Brennnesselblättern anlegen und sie später als Tee zubereiten.

Aus Brennnesselblättern, ob frisch oder getrocknet, lassen sich leckere Gerichte zubereiten. Als Suppen, Salate, Gemüse oder im Kräuterquark bringt das wilde Kraut nicht nur Abwechslung in Ihren Speiseplan, sondern unterstützt die Gesundheit auf wunderbare Weise. Beim Trocknen oder Kochen der Blätter verlieren die Brennhaare ihre Wirkung. Wer Brennnessel gerne roh verzehrt, z. B. im

Smoothie oder Salat, sollte die Blätter zuvor mit einem Nudelholz platt rollen. So verlieren die kleinen Haare ihre unangenehm brennende Eigenschaft.

TIPP Da die Brennnessel eine stark reinigende und entgiftende, den Stoffwechsel anregende Wirkung hat, sollte man sie anfangs nur sparsam verwenden und dann die verzehrte Menge schrittweise erhöhen.

Basilikum – nicht nur eine dekorative Topfpflanze

Ob als Caprese (Tomaten-Mozzarella-Salat), Pizza oder Pesto – Basilikum gehört dazu wie das Salz in die Suppe. Ob getrocknet oder frisch, das scharfe Aroma und der würzige Geschmack erfreuen Nase und Gaumen. Basilikum findet man in fast jeder Küche, doch den wenigsten ist bewusst, dass es sich dabei um einen wahren Schatz eines Heilkrauts handelt.

Basilikum ist ein wahres Allroundtalent, denn aufgrund seiner Fülle an Polyphenolen wirkt es antioxidativ und bindet freie Radikale (siehe auch S. 36ff.). Es wirkt so als natürliches Anti-Aging-Mittel. Gleichzeitig können Polyphenole den Blutdruck und sowie erhöhte Blutfettwerte regulieren.

Die Heilkräfte

Basilikum liefert eine Vielzahl an gesunden Inhaltsstoffen. Zu den wichtigsten zählen ätherische Öle, wie z. B. Linalool, Estragol und Eugenol, deren Gehalt je nach Sorte, Herkunft und Erntezeit variiert. Ätherische Öle sind nicht nur für Duft und Aroma zuständig, sondern wirken stark entzündungshemmend und antibakteriell. Vor allem Eugenol blockiert die gleichen schmerzauslösenden Enzyme, die auch von Schmerzmitteln wie Aspirin oder Ibuprofen blockiert werden. Das macht Basilikumöl für innerliche als auch äußerliche Anwendungen besonders wertvoll (Zubereitung siehe unten). Auch in Zimt und Gewürznelken ist übrigens Eugenol enthalten.

Basilikumöl bei Kopfschmerzen und Migräne auf die Schläfen auftragen und einmassieren. Das kann für Linderung sorgen. Oder man kann schmerzende Gelenke mit Basilikumöl einreiben und beruhigen, weil seine Wirkstoffe schmerzstillende Wirkung haben und körpereigene Entzündungshemmer anregen.

Die ätherischen Öle des Basilikums können den Juckreiz bei Insektenstichen lindern. Dazu einfach ein frisches Basilikumblatt über den Stich reiben.

Das Öl in einer Duftlampe oder im Badewasser soll stimmungsaufhellend, anregend und konzentrationsfördernd wirken.

In der Küche

Um die vielfältige Wirkung des Basilikums voll auszuschöpfen, reicht der gelegentliche Verzehr einzelner Basilikumblätter nicht aus. Daher ist es sinnvoll, hin und wieder Basilikumöl in der Küche zu verwenden und möglichst häufig Pesto zu essen.

REZEPT

BASILIKUM-ÖL

Für die Küche und zum Einreiben bei Kopf- und Gelenkschmerzen

1 - 2 Bund frische Basilikumblätter mit einem Messer oder einer Schere zerkleinern, in ein gut verschließbares, dunkles Glasgefäß geben und mit 500 ml Olivenöl auffüllen. Die Basilikumblätter sollten gut mit Olivenöl bedeckt sein. Verschließen Sie das Gefäß, schütteln Sie den Inhalt durch und lassen Sie das Ganze ca. 4 Wochen an einem warmen Platz durchziehen. Hin und wieder schütteln. Anschließend das Basilikumöl filtern und in eine gut verschließbare, saubere Flasche umfüllen.

REZEPT

SALBEI-TEE

2 - 3 TL geschnittene, frische Salbeiblätter in eine Tasse geben und mit heißem Wasser übergießen. Den Tee zugedeckt 10 Minuten ziehen lassen und trinken.

TIPP Wenn Sie Salbeitee gegen übermäßiges Schwitzen trinken oder zum Gurgeln oder Spülen des Mund- und Rachenraums bei Schleimhautentzündungen verwenden möchten, bereiten Sie den Aufguss aus 3 Gramm Blättern zu.

ACHTUNG Wie bei allen Heilkräuter-Tees bitte nicht übertreiben! 2 – 3 Tassen am Tag und für eine Dauer von maximal 4 – 6 Wochen einnehmen.

TIPP Frisch schmeckt der Salbei am besten, denn beim Trocknen geht viel Aroma verloren. Wer die Blätter konservieren möchte, kann sie zwischen zwei Lagen Alufolie, dick mit Olivenöl bestrichen, legen und einfrieren.

Salbei - nicht nur bei Halsschmerzen

Das aromatische Kraut mit leichter Kampfernote ist in der italienischen Küche unverzichtbar. In Deutschland fristet Salbei eher ein »Mauerblümchendasein«.

Meistens wird Salbei als Tee bei starken Halsschmerzen und Entzündungen im Mundraum gegurgelt oder getrunken.

Dabei hat Salbei als Arzneipflanze durchaus mehr zu bieten. Nicht umsonst leitet sich sein Name vom lateinischen Wort »salvare« ab und bedeutet »heilen«. Neben der Linderung von Erkältungsbeschwerden und Zahnschmerzen unterstützt Salbei die Verdauung und wirkt beruhigend auf den Magen.

Die Bestandteile der ätherischen Öle Thujon, Cineol und Campfer wirken zusammen mit den Gerbstoffen des Salbeis keimtötend und entzündungshemmend. Salbei hemmt die Schweißbildung, indem er auf das Wärmeregulationszentrum im Mittelhirn wirkt.

Die Inhaltsstoffe des Salbeis stärken außerdem das Nervensystem, lösen Verkrampfungen und verbessern chronische Ermüdungserscheinungen. Bei Stress empfiehlt sich eine Tasse Salbeitee.

AKTIV GEGEN ENTZÜNDUNGEN

Mit der richtigen Ernährung legen wir einen der wichtigsten Grundsteine im Kampf gegen Entzündungen. Zur Unterstützung ist es manchmal unerlässlich, auch andere Bereiche der Lebensführung unter die Lupe zu nehmen.

Wer erholsam schläft, Stress effektiv abbaut, sich ausgewogen ernährt sowie regelmäßig Sport treibt, hat große Chancen, entzündungsfrei zu leben und sich wohlzufühlen.

Schlafen – erhol dich gut!

Schlechte Konzentration, geschwächtes Immunsystem, Energielosigkeit sowie andere körperliche Beeinträchtigungen können durch einen schlechten Schlaf verursacht sein.

Schlafdauer und -qualität sind entscheidend, ob wir tagsüber aktiv und leistungsfähig sind. Wiederkehrende Schlafprobleme dagegen stören ganz erheblich die Lebensqualität und Regenerationsfähigkeit des Körpers. Ausreichender Schlaf ist lebensnotwendig, ohne diese Ruhepause für den Organismus kann der Mensch nicht existieren.

Schlafmangel macht krank

Immer mehr Untersuchungen zeigen, dass ein erholsamer Schlaf eine zentrale Rolle für die Gesundheit spielt. Wer schlecht oder zu wenig schläft, kämpft tagsüber nicht nur mit Konzentrationsschwäche und Leistungsabfall, sondern kann auch handfeste körperliche Beschwerden erleiden. Schlafmangel kann sich mit Muskelverspannungen, Kopf- und Magenschmerzen bemerkbar machen und das Immunsystem schwächen. Die Erklärung ist einfach: Im Schlaf entspannen sich die Muskeln und erholen sich von ihrer Arbeit. Wenn viele Körperfunktionen und -reaktionen zur Ruhe kommen, schaltet der Organismus in einen Regenerationsmodus und kann z. B. neue Zellen bilden. Das wirkt sich unmittelbar auf eine bessere Wundheilung, auf die Blutbildung sowie auf unser Immunsystem aus. Wer unter chronischen Schlafstörungen leidet, lässt seinen Körper nicht zur Ruhe kommen, die Regenerationsphasen sind verkürzt oder bleiben sogar aus. Der Körper ist überlastet, das Risiko für die Entstehung von Übergewicht, Diabetes mellitus, Herz-Kreislauf-Probleme und viele weitere Erkrankungen steigt.

Wie lange ist gut?

Durchschnittlich braucht ein Erwachsener zwischen sechs und zehn Stunden Schlaf, um ausgeruht in den nächsten Tag zu starten – individuell gibt es große Unterscheide. Privater und beruflicher Stress lassen allerdings immer mehr Menschen unter Ein- und Durchschlafstörungen leiden. Wie groß das Ausmaß der Schlafstörungen ist, hängt ganz entscheidend von Lebensrhythmus und Lebensumständen ab. Ausgewogene Ernährung, ausreichend Bewegung, mäßiger Konsum von Genussmitteln, regelmäßige Entgiftung und eine gute Darmflora sind wichtige Faktoren, die einen gesunden Schlaf fördern. Nur bei ausgeglichenem Lebenswandel ist der Körper in der Lage, ausreichend Schlafhormon, das Melatonin, zu bilden.

Schlafmittel Melatonin

Das Schlafhormon Melatonin bildet unser Körper selbst, und zwar aus dem Glückshormon Serotonin. Melatonin reguliert unseren Tag-Nacht-Rhythmus, d. h., es steuert, dass wir abends müde werden und weitere Körperfunktionen zur Ruhe kommen. Melatonin ist unerlässlich z. B. für das Immunsystem, für das Aufhalten einer vorzeitigen Alterung oder die Tatsache, dass die Fettverbrennung nachts auf Hochtouren läuft.

Mit zunehmendem Alter wird immer weniger Schlafhormon vom Körper produziert, doch das können wir beeinflussen. Mit einer gesunden Lebensweise und einer Ernährung, die reichlich natürliche Vitalstoffe wie z. B. Vitamin D, B-Vitamine, Magnesium und Zink liefert, unterstützen wir den Körper optimal und kurbeln die Melatoninproduktion an.

Auch der Ausgangsstoff Serotonin muss für einen tiefen, erholsamen Schlaf ausreichend vorhanden sein. Für dessen Bildung brauchen wir die Aminosäure L-Tryptophan, die reichlich in Quinoa, Hafer, Bananen, Cashewkernen, Mandeln, Kürbiskernen oder Datteln zu finden ist.

Stressabbau – so klappt es!

Das Hamsterrad läuft schneller und schneller – unaufhörlich, und es kommt nie zur Ruhe. Wir leben in einer Zeit, in der viele Menschen ihren Alltag so beschreiben. Steigende Anforderungen im Job, ununterbrochene Erreichbarkeit oder weite Wege zur Arbeit bestimmen das hohe Tempo, dem wir versuchen Tag für Tag gerecht zu werden und mit dem wir mithalten sollen oder müssen.

Es ist ein riskantes Spiel. Stress wird vom Körper als Bedrohung wahrgenommen – bewusst oder unbewusst. Er geht in eine Art Kampfmodus über, um sich für die »Gefahr«, die akute Anforderung zu wappnen. Damit genug Energie da ist, wird der Körper von verschiedenen Hormonen, die auf den Stoffwechsel Einfluss nehmen, unterstützt. Für kurze Phasen ist diese Kampfbereitschaft lebensnotwendig. Auf Dauer aber ist der Körper den ständigen extremen Belastungssituationen nicht gewachsen. Dafür sind große Mengen an Energie erforderlich, aber die körpereigenen Ressourcen reichen nicht unbegrenzt. Es ist also zwingend nötig, diese Energiespeicher regelmäßig aufzufüllen. Erholung, Regeneration, Pausen, Urlaub – das sind Schlüsselworte, die im Alltag und über das Jahr gesehen leider häufig zu wenig Beachtung finden. Viele verpassen es, die Energiespeicher rechtzeitig wieder aufzufüllen.

Daher ist es nur eine logische Konsequenz, dass permanenter Stress massive Auswirkungen auf Körper und Psyche ausübt und nicht auf die leichte Schulter genommen werden darf. Dauerstress schwächt nachweislich das Immunsystem, begünstigt die Entstehung von Übergewicht, kann zur Über- und Unterfunktion der Schilddrüse führen und bereits bestehende Probleme, wie z. B. Bluthochdruck, verstärken.

TIPPS FÜR EINEN BESSEREN SCHLAF

- Abends nicht zu spät essen und schwer verdauliche Mahlzeiten meiden!
- Das Schlafzimmer nicht überheizen und vor dem Schlafengehen gut durchlüften.
- Möglichst für ausreichend Dunkelheit im Schlafzimmer sorgen – Melatonin kann im Dunkeln besser gebildet werden.
- Anregende Getränke wie z. B. Kaffee oder Alkohol meiden.
- Kräutertees aus Baldrian, Hopfen, Johanniskraut, Lavendel, Melisse oder Passionsblume fördern die Entspannung.
- Ein warmes Bad trägt zur Entspannung bei, besonders nach einem stressreichen Tag.

Dauerstress belastet auch die Seele, und wir leiden unter Schlafstörungen, Kopfschmerzen, Hautproblemen oder Depressionen.

Stressauslöser kann alles Mögliche sein, das erlebt jeder Einzelne sehr unterschiedlich. Häufige Ursachen sind Ärger in der Familie oder am Arbeitsplatz, Geld- oder Zeitnöte, Doppelbelastung in Beruf und Familie oder die Pflege von Angehörigen. Auch wenn jeder Mensch ein anderes Stressempfinden hat, eines haben alle gemeinsam: Jeder braucht Ruhepausen, in denen er seine »Batterien« wieder aufladen kann.

Wie lerne ich, mit Stress umzugehen?

Leider merken wir meist erst viel zu spät, dass der Körper Ruhe und Erholung braucht. Ob wir eine Situation als stressig empfinden oder nicht, hängt häufig von persönlichen Haltungen, Überzeugungen und Glaubenssätzen ab. Es lohnt sich daher zu analysieren, welche persönlichen Stressfaktoren man eigentlich hat, und sie regelmäßig zu hinterfragen. Ist es wirklich so? Wie kann ich etwas ändern? Kann ich etwas tatsächlich nur in der bekannten Art und Weise angehen wie bisher?

Grundsätzlich gilt, je positiver die Grundhaltung eines Menschen, desto besser ist er für Stresssituationen gerüstet. Wer die Fähigkeit hat, die angenehmen und schönen Seiten des Lebens wahrzunehmen und Freude zu empfinden, tut sich im Umgang mit Stress leichter. Entscheidend ist, dass man sich Zeit nimmt und den Raum schafft, die angenehmen Momente auch bewusst wahrzunehmen. Oft helfen da schon ganz kleine Dinge oder Rituale, z. B. ein paar Minuten abends innezuhalten und sich die schönen Erlebnisse und Begegnungen des Tages bewusst in Erinnerung zu rufen.

Methoden, Stress abzubauen

Wer schlecht abschalten kann, vor allem abends nach der Arbeit, oder wer sich sogar im Bett gedanklich weiter mit Job und Alltagsproblemen beschäftigt, für den wird es höchste Zeit, sich mit dem Thema Stressabbau zu beschäftigen. Zugegeben, Stress zu reduzieren ist in aller Regel nicht im Handumdrehen zu schaffen. In unserer schnell-

MACH MAL PAUSE!

- Planen Sie Pausen fest ein und lassen Sie sie unter keinen Umständen ausfallen!
- Gönnen Sie sich immer wieder eine kleine Pause bei der Arbeit. Spätestens nach 90 Minuten lassen Konzentration und Leistungsfähigkeit nach. Mit einfachen Dehnungsübungen, tiefem Ein- und Ausatmen oder wenn wir ein paar Schritte gehen, wird der Kreislauf durchbrochen. Das Weiterarbeiten geht danach leichter.
- Nehmen Sie sich ganz bewusst »Genusspausen«. Sie können Ihren Kaffee oder Cappuccino schnell hinunterkippen oder genussvoll trinken und bewusst wahrnehmen, wie er tatsächlich schmeckt. Schmecken Sie den Unterschied! Vielleicht ergibt sich ja auch ein nettes kleines Gespräch mit den Kollegen.
- Nehmen Sie sich Zeit für Ihre Mahlzeiten. Egal, ob beim Frühstück, Mittag- oder Abendessen. Auch wenn Sie nur eine Kleinigkeit essen möchten – langsam essen, gut kauen, mit allen Sinnen genießen.
- Versuchen Sie zu vermeiden, sich unmittelbar nach dem Essen gleich wieder an den Schreibtisch zu setzen, sondern gehen Sie noch eine kleine Runde spazieren.
- Immer dann, wenn Sie achtsam sind, wenn Sie z. B. den Wind auf der Haut bewusst spüren, die Vögel singen hören oder einfach die Stille genießen, signalisieren Sie Ihrem inneren »Stresssystem«: Es ist alles in Ordnung – und schon entspannen Sie.

lebigen Zeit kommt dem Thema Entspannung jedoch eine immer größer werdende Bedeutung zu. Es gibt unterschiedliche Ansätze, Stress loszuwerden, sei es Yoga, Pilates, progressive Muskelentspannung oder Meditation. Zahlreiche Bücher und Kurse können dabei eine Hilfe sein. Lachen, Atemtechniken oder regelmäßige Bewegung sind ebenso erfolgreich. Wer eine Methode regelmäßig praktiziert, entschleunigt spürbar.

Sauna – wohlige Auszeit für Körper und Seele

Die regelmäßige Auszeit in der Sauna hilft ebenfalls, Stress loszuwerden, und stärkt das Immunsystem. Viele Kulturen, wie z. B. die Mayas oder Azteken, kannten bereits das reinigende Schwitzen. Es hat bis heute nichts von seinem Reiz und seiner wohltuenden Wirkung verloren. Eine Schwitzkur lockert die Muskulatur, der Körper schüttet Endorphine (Glückshormone) aus, und wir fühlen uns nach dem Saunagang einfach wohl. Besonders erfrischend ist der Wechsel von Hitze zu anschließender Abkühlung mit eiskaltem Wasser. Das fördert die Durchblutung, bringt den Kreislauf in Schwung und ist eine Art Fitnesstraining für die Gefäße. Auch die Atemwege und die Haut freuen sich über regelmäßige Saunabesuche.

TIPP Bei Gefäßerkrankungen, Bluthochdruck oder auch bei niedrigem Blutdruck sollte man vorsichtig sein und nur in Absprache mit dem Arzt in die Sauna gehen!

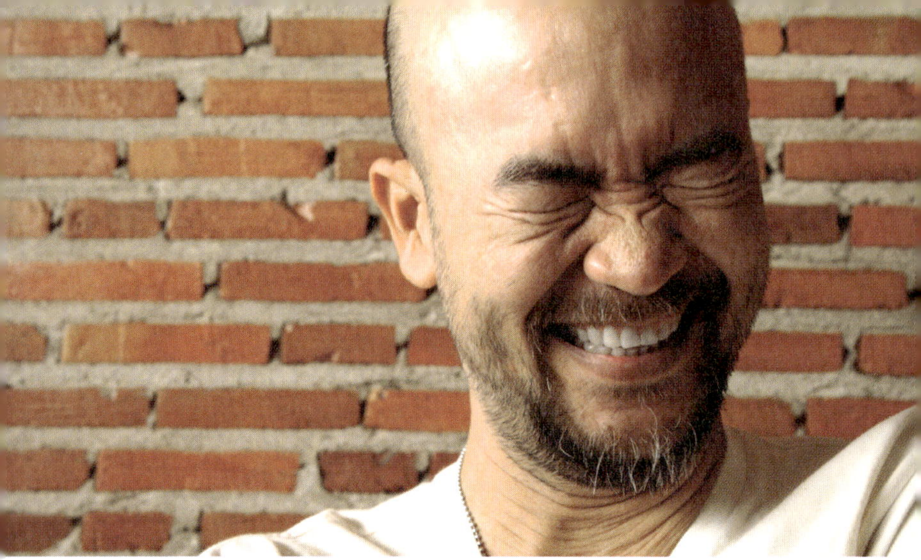

Egal, worüber Sie lachen – tun Sie es täglich! Dabei werden Stresshormone abgebaut, und das Gehirn wird besser durchblutet.

Lachen ist gesund!

Die Fähigkeit zu lachen ist angeboren. Untersuchungen haben gezeigt, dass Kleinkinder bis zu 500-mal am Tag lachen können. Wenn wir lachen, schüttet unser Körper Glückshormone (Endorphine) aus. Endorphine sind die Gegenspieler unserer Stresshormone! Lachen Sie also, sooft es geht – das baut Stress ab!

Leider ist uns in stressigen Situationen meist nicht zum Lachen zumute. Deshalb muss man aber nicht gleich die Flinte ins Korn werfen. Forscher haben herausgefunden, dass selbst ein gezwungenes Lachen oder Lächeln einen ähnlichen Effekt hat. Unser Gehirn kann vermut-

INFO

Hätten Sie's gewusst…?

Der Mensch aktiviert beim Lachen bis zu 80 Muskeln! Eine Minute Lachen soll den gleichen positiven Effekt auf die Gesundheit haben wie 10 Minuten Joggen oder 45 Minuten Meditation!

lich nicht unterscheiden, ob wir echt oder gekünstelt lachen, und reagiert deshalb auf dieselbe Weise – es schüttet Glückshormone aus. Dennoch: Ein herzhaftes Lachen tut uns doch deutlich besser.

Lachen lässt also den Stresspegel sinken, reduziert sogar nachweislich den Blutdruck und stärkt das Immunsystem. Mit dem Lachen verbessert sich die Lungenfunktion, und unser Gehirn wird besser mit Sauerstoff versorgt. Und nicht zuletzt lässt sich so manche schwere Situation mit einem Lachen leichter ertragen, Lachen entspannt und steigert das Wohlbefinden.

Atme den Stress weg!

Jede Entspannungsübung – egal, ob bei Yoga, Tai-Chi, autogenem Training oder Pilates – startet mit tiefem Ein- und Ausatmen. Atmen ist nicht bloß Luft holen und eine reflexartige Bewegung unseres Körpers. Bewusste Ein- und Ausatmenübungen tragen vielmehr dazu bei, dass wir innerlich ruhiger werden und sich unsere Muskeln entspannen. Gleichzeitig beruhigt sich während der Atemübungen allmählich der Herzschlag, der Blutdruck sinkt, und der Körper wird besser mit Sauerstoff versorgt. Mit der richtigen Atemtechnik werden wir also konzentrierter

ÜBUNG

Mini-Atemübung für den Alltag

Atmen Sie bewusst durch die Nase mehrmals ein und aus. Lenken Sie Ihre Aufmerksamkeit auf das Atmen. Atmen Sie langsam ein und zählen Sie langsam von 1 bis 4. Beim Ausatmen zählen Sie rückwärts.

Diese Entspannungsübung kann man jederzeit und überall in den Alltag integrieren – sei es im Wartezimmer beim Arzt, an der Supermarktkasse, im Stau, an der Ampel oder am Schreibtisch. Einfacher geht es nicht!

und leistungsfähiger. Doch häufig atmen wir zu flach: Bei großer Belastung oder wenn wir Angst haben, atmen wir meist nicht mehr richtig durch, die Atmung wird automatisch unregelmäßig und gepresst.

Beim tiefen Ausatmen entweicht viel Kohlendioxid aus unseren Lungen, ein saures Stoffwechselendprodukt. So sorgen wir dafür, dass der Säure-Basen-Haushalt im Lot bleibt. Außerdem veranlasst tiefes Atmen den Körper dazu, Endorphine (Glückshormone) auszuschütten.

Bewusste, kurze Atemübungen sind – genauso wie autogenes Training, progressive Muskelentspannung oder verschiedene Meditationstechniken – sehr gute Entspannungsgelegenheiten, die ohne großen Aufwand und fast überall durchgeführt werden können. Sie sind perfekt geeignet, dem stressigen Arbeitsalltag gedanklich für kurze Zeit zu entfliehen und sich eine wohltuende Auszeit zu gönnen.

Positiv denken

»Wie man in den Wald hineinruft, so schallt es heraus.« Diese alte Weisheit birgt viel Wahrheit. Nach dem Philosoph Arthur Schopenhauer ist der Mensch das Produkt seiner Gedanken. Sie bestimmen unser Handeln – bewusst und unbewusst.

Man kann sich sogar krank denken, insbesondere wenn Sorgen und Ängste einen großen Platz im Leben einnehmen und so präsent werden, dass sie den gesamten Alltag überschatten.

Je häufiger wir uns z. B. einreden, es sei nicht unsere Stärke, den anstehenden Vortrag zu halten oder ein Event zu organisieren, desto eher verfestigt sich diese Annahme, und wir sind zu keinem guten Ergebnis mehr fähig. Wenn es uns jedoch gelingt, den Spieß umzudrehen, sieht es gleich ganz anders aus. Formulieren wir ab sofort positiv: »Ich kann den Vortrag halten, es fällt mir leichter, als zu schreiben«

oder »Ich organisiere die Veranstaltung mit meiner persönlichen Note« – dann geht man viel entspannter an das Vorhaben heran.

Zugegeben – das ist leichter gesagt als getan. Natürlich muss man etwas Geduld mit sich haben und täglich neu üben. Ein wichtiger Schlüssel zum positiven Denken ist, wie man mit sich selbst umgeht. Beginnen Sie vor allem, nicht negativ oder unfreundlich über sich selbst zu denken. Vermeiden Sie Gedanken wie »ich bin doch dumm«, »ich kann das nicht«, »das wird nie klappen« und Ähnliches. »Nobody is perfect!«

Kommen wir zurück zum Stress und wie wir ihn leichter abbauen können. Mit einer positiven Grundeinstellung werden Herausforderungen besser bewältigt und Stress reduziert. Denken Sie daran: In Stresssituationen schüttet der Körper Stresshormone aus, die ihn noch lange belasten, auch wenn die Stressphase längst vorbei ist. Optimisten leben länger und gesünder. Durch eine positive Haltung werden die Abwehrkräfte gestärkt – zahlreiche Untersuchungen bestätigen es längst.

Aktivität – beweg dich!

Nach einem stressigen Tag wünscht man sich nicht selten, sich auf das Sofa fallen zu lassen und vor dem Fernseher zu entspannen. Auf den ersten Blick ist es für den Körper eine Entlastung und Entspannung, aber leider nur im Zeitlupentempo.

Während des Tages, wenn wir von einem Meeting zum nächsten gehetzt sind, zwischendurch etliche E-Mails beantwortet haben und wichtige Telefonate unsere Aufmerksamkeit erforderten, hat unser Körper große Mengen an Stresshormonen ausgeschüttet. Kommen wir dann nach Hause, zirkulieren sie weiterhin im Blut, und der Körper muss sie nach Feierabend abbauen. Schließlich wollen wir ja zur Ruhe kommen und uns erholen.

Liegen wir dann auf dem Sofa vor dem Fernseher, wird uns das nur bedingt gelingen, auch wenn wir das Gefühl haben, bereits im Entspannungsmodus zu sein. Leichter und schneller klappt es, wenn wir in Bewegung sind, da der Körper dann mehr Endorphine und Serotonin bildet und die Stresshormone besser abbaut.

Ausdauersport ist der Königsweg! Joggen, Walken, Radfahren oder Schwimmen, alles mit mäßiger Belastung, 30 bis 60 Minuten pro Tag, setzt Endorphine und Serotonin frei, wie Studien belegen – und sie sorgen fürs stressfreie Wohlbefinden.

Sport baut Stress ab

Den PC ausschalten, runter vom Sofa und raus zum Radfahren, Joggen, Walken oder einfach mal eine Runde im See schwimmen. Zahlreiche wissenschaftliche Studien belegen, dass uns ausreichende körperliche Aktivität fit und vital hält. Mit regelmäßiger Bewegung werden viele Körperreaktionen in Gang gesetzt: Die Muskeln bleiben straff, behalten ihre Form, und auch unsere Körperkonturen gehen nicht so leicht »aus der Form«. Gelenk- und Rückenschmerzen profitieren ebenfalls von der Bewegung, die Durchblutung wird angeregt, und die Zellen werden besser mit Sauerstoff und Nährstoffen versorgt.

Es gibt noch einen weiteren Vorteil: In der Muskulatur werden höchst wirksame und gesundheitsfördernde Botenstoffe, sogenannte Myokine, produziert. Forscher entdeckten, dass manche Myokine wie z.B. Interleukin 6 (IL-6), nicht nur stark entzündungshemmende Wirkungen haben, sondern auch das Immunsystem stärken und keinesfalls schädigen. Wer sich also regelmäßig bewegt, kann chronische Entzündungsprozesse verhindern oder lindern. So könnten Rheuma- oder Migränegeplagte viel profitieren von einer Radtour durch den Wald oder einem erfrischenden Bad im See.

Sport und Immunsystem

Kaum jemand wird es ernsthaft bestreiten, dass Bewegung im Allgemeinen gesund ist und die Körperabwehr stärkt. Dauer und Intensität der sportlichen Belastung entscheiden allerdings, ob das Immunsystem profitiert oder eher noch belastet wird. Als Faustregel gilt: Mäßiges Ausdauertraining bis zu 1 Stunde wirkt eher immunstimulierend. Bei Hochleistungssport oder Ausdauersport über mehrere Stunden steigt die Infektanfälligkeit, insbesondere für Erkrankungen der Atemwege.

Wie kommt es dazu, dass unser Immunsystem besser arbeitet, wenn wir uns regelmäßig bewegen? Der Mechanismus ist relativ einfach. Bei körperlicher Belastung bildet der Körper das Stresshormon Adrenalin. Das ist das Signal für den Körper, die Abwehrzellen zu aktivieren, um eventuelle Angreifer in Schach zu halten. Gleichzeitig wird auch der Muskel selbst aktiv: Er bildet Interleukin 6 (IL-6), einen Botenstoff für Entzündungen. Dieses Phänomen wurde bereits im Jahr 2000 von dänischen Forschern an der Uni Kopenhagen beobachtet. Während des Sports stieg IL-6 extrem stark an, um nach Ende des Trainings ebenso rasch wieder abzufallen. Die Wissen-

ÜBUNG

So überwinden Sie den »inneren Schweinehund«

Suchen Sie sich eine Sportart aus, die Ihnen Spaß macht, z. B. Walken, Tanzen, Aerobic, Aqua-Fitness, Schwimmen, Radfahren, Wandern oder Ähnliches.

Starten Sie mit 2- bis 3-mal pro Woche. Fangen Sie klein an. Am Anfang sind schon 15 Minuten ausreichend. Steigern Sie langsam auf 60 Minuten. Finden Sie heraus, ob Sie lieber in der Gruppe oder alleine trainieren wollen. Die Freude daran und das bessere Körpergefühl werden nicht lange auf sich warten lassen.

schaftler erklären sich das damit, dass durch den kurzzeitigen starken Anstieg von IL-6 sofort Killerzellen und weiße Blutkörperchen aktiviert werden, die dieser Alarmreaktion gegensteuern. Der Körper wird durch die beim Sport entstandenen IL-6-Spitzen nicht geschädigt, sondern kurzfristig herausgefordert, so dass auf Dauer das Immunsystem gestärkt wird.

Ausdauertraining regt im Prinzip die gleichen Immunprozesse an wie der Beginn einer Infektion. Der entscheidende Unterschied ist jedoch, dass sich die Abwehrzellen nach dem Sport schnell wieder zurückziehen – das Immunsystem wird auf diese Weise trainiert, und sollten die Abwehrzellen schadhafte, alte Zellen finden, werden sie beseitigt, bevor sie unkontrolliert wachsen oder entarten.

Damit die Gesundheit auch dauerhaft vom Sport profitieren kann, ist es umso wichtiger, ausreichend Erholungsphasen einzuplanen. Nur mit einer vernünftigen Mischung aus Bewegung und Erholung beugt man einer Schwächung des Immunsystems, Infektionen und Verletzungen vor.

WELCHE SPORTART IST GÜNSTIG?

Welche Sportart in welcher Dosierung die richtige ist, muss bei chronischen Erkrankungen zunächst mit dem Arzt besprochen werden. Grundsätzlich sind alle Sportarten, die man gerne macht und die einen nicht ans absolute Limit bringen, empfehlenswert. Sanfter Sport stärkt Herz und Gefäße und stabilisiert das Immunsystem. Ob Nordic Walking, Radfahren, Schwimmen oder Tanzen – jeder kann sein Tempo der individuellen Belastbarkeit anpassen und den Körper sanft auspowern.

Schwimmen – die sanfte Sportart

Bewegung im Wasser bringt viele Vorteile. Im Wasser muss man nicht das eigene Körpergewicht tragen, die Bewegungen fallen leicht. Trotzdem wird die gesamte Muskulatur beansprucht und trainiert, gleichzeitig werden Gelenke und Sehnen gleichermaßen bewegt wie entlastet.

Das liegt daran, dass Wasser eine höhere Dichte hat als Luft; daher erfolgt die Bewegung gegen einen höheren Widerstand als in der Luft. Beim Schwimmen werden so viele Muskelgruppen beansprucht wie bei keiner anderen Sportart – ein perfektes Ganzkörpertraining! Regelmäßiges Schwimmen, mindestens 2-mal pro Woche, beugt Herz-Kreislauf-Erkrankungen vor und stärkt das Immunsystem. Zusätzlich wirkt die Bewegung im Wasser ähnlich wie eine sanfte Ganzkörpermassage – das ist gut für das Bindegewebe und die Venen. Auch Aquajogging oder Aquagymnastik machen Spaß. Viele öffentliche Bäder bieten Kurse im Wasser an.

Radfahren – mit dem Drahtesel auf Tour

Die Bewegung auf dem Fahrrad stärkt das Herz-Kreislauf-System, erhöht die Pumpleistung des Herzens, stärkt die Muskeln und die Lunge. Durch schonende Bewegung der Kniegelenke wird das Einströmen von Mineralstoffen aus der Gelenkflüssigkeit in das Knorpelgewebe verbessert.

Regelmäßiges »Strampeln« kurbelt den Fettstoffwechsel an und lässt Fettpölsterchen schmelzen. Wer körperlich aktiv ist, bildet mehr Immunzellen mit entzündungshemmender Wirkung. Gerade Herz-Kreislauf-Erkrankungen, Krebs und Diabetes Typ 2 sind Folgen langjähriger chronischer Entzündungsprozesse. Regelmäßiges sportliches

Radfahren kann dazu beitragen, das Erkrankungsrisiko erheblich zu senken.

Radfahren hat, ähnlich wie Schwimmen, den Vorteil, dass man das eigene Körpergewicht nicht selbst tragen muss. Diese gelenkschonende Sportart ist daher insbesondere für ältere als auch für übergewichtige Menschen sehr sinnvoll.

Radfahren ist eine einfache Möglichkeit, ganz nebenbei mehr Bewegung in den Alltag zu bringen – fahren Sie mit dem Fahrrad zur Arbeit, drehen Sie nach Feierabend eine kleine Runde oder erledigen Sie kurze Wegstrecken zum Einkaufen oder zur Post mit dem Fahrrad. Der Vorteil beim Radfahren: Selbst als Ungeübter kann man sich kaum überfordern.

Nordic Walking – Laufen mit zwei Stöcken

Als »Stockenten« werden Nordic Walker landläufig bezeichnet, wenn sie allein oder in der Gruppe durch den Wald oder Park spazieren. Doch was auf den ersten Blick eher einfach anmutet, hat es ganz schön in sich. Die schwungvolle Bewegung mit Armen und Beinen, unterstützt durch die Stöcke, beansprucht Herz und Kreislauf, regt den Stoffwechsel an, stärkt Muskeln im gesamten Körper, stabilisiert die Knochen und sorgt für eine gute Figur. Nordic Walking ist knie- und gelenkschonender als Joggen. Auch für Ältere ist Nordic Walking eine passende Möglichkeit, sich zu bewegen, denn die Stöcke geben Sicherheit beim Gehen. Auch für Nordic Walking gelten die Vorteile wie bei jeder Ausdauersportart: Der Körper bildet mehr stimmungsaufhellende Hormone, der Stresslevel sinkt nachweislich, die Blutfettwerte und erhöhter Blutdruck können positiv nach unten korrigiert werden. Leichte körperliche Bewegung – egal, bei welcher Sportart –

kann sogar depressive Verstimmungen beseitigen und Stimmung und Selbstwertgefühl heben.

TIPP Um einen guten Trainingseffekt zu erzielen, sollte man etwa 3-mal wöchentlich für eine halbe Stunde walken. Besonders gesund bei jeder Bewegung im Freien ist die Extraportion Sauerstoff!

IHR ANTI-ENTZÜNDUNGS-FAHRPLAN

Hier finden Sie eine kleine Übersicht, wie Sie sich vor chronischen Entzündungen schützen oder diese lindern können.

1. **Testen Sie sich und machen Sie den persönlichen Entzündungscheck. Sie finden ihn auf der folgenden Seite.**
2. **Wählen Sie eine anti-entzündliche Ernährung:**
    - Wählen Sie bevorzugt die Lebensmittel mit dem größten Entzündungsschutz (siehe Übersichten auf den Seiten 43/44 sowie 144/145).
    - 2 - 3-mal pro Woche Seefisch.
    - Mindestens 2-mal täglich Gemüse und Obst.
    - Reichlich Kräuter und Gewürze verwenden.
    - Täglich 1 Handvoll Walnuss- oder Pinienkerne.
    - Täglich pflanzliche Öle verwenden, z. B. Lein-, Oliven- oder Kokosöl.
    - Vollkorn- und Pseudogetreidearten bevorzugen.
    - Häufiger Ingwerwasser oder grünen Tee trinken.
    - Ausreichend Wasser trinken.
3. **Sport und Bewegung in den Alltag einbauen.**
4. **Stress abbauen und mehr Achtsamkeit in den Tag bringen.**
5. **Für einen erholsamen Schlaf sorgen.**

TEST: NEIGEN SIE ZU ENTZÜNDUNGEN?

Verdecken Sie die rechte Punktespalte und kreuzen Sie das an, was am ehesten auf Sie zutrifft. Addieren Sie zum Schluss alle Punkte.

IHR PERSÖNLICHER ENTZÜNDUNGSCHECK

	PKTE
Wie alt sind Sie?	
☐ 20 - 40	1
☐ 41 - 60	2
☐ > 61	3
Wie ist Ihr Gewicht?	
☐ Normalgewicht	1
(BMI* 19 - 25)	2
☐ Übergewicht	3
(BMI* > 25 - 30)	
☐ Adipositas (BMI* > 30)	
* BMI = $\frac{\text{Körpergewicht (kg)}}{\text{Körpergröße (m)}^2}$	
Fühlen Sie sich gestresst?	
☐ Ja	3
☐ Nein	1
☐ Gelegentlich	2
Wie häufig treiben Sie Sport?	
☐ So gut wie nie	3
☐ 1-mal pro Woche	2
☐ 2-mal pro Woche und mehr	1

	PKTE
Rauchen Sie?	
☐ Ja	3
☐ Nein	0
Wie oft trinken Sie Alkohol pro Woche?	
☐ Nie	0
☐ 1- bis 2-mal	1
☐ 3-mal	2
☐ > 3-mal	3
Essen Sie täglich frisches Gemüse und Obst?	
☐ Ja	1
☐ Bis zu 4-mal pro Woche	2
☐ Nein	3
Wie oft verzehren Sie Fleisch, Milch und Eier pro Woche?	
☐ Nie	0
☐ 1- bis 2-mal	1
☐ 3-mal	2
☐ > 3-mal	3

IHR PERSÖNLICHER ENTZÜNDUNGSCHECK

	PKTE
Wie oft essen Sie Weizenmehlprodukte pro Woche?	
☐ Nie	0
☐ 1- bis 2-mal	1
☐ 3-mal	2
☐ > 3-mal	3
Essen Sie mind. 1-mal pro Woche Seefisch?	
☐ Ja	0
☐ Nein	3
Essen Sie täglich Süßes?	
☐ Ja	3
☐ Nein	0
Leiden Sie an Verstopfung?	
☐ Ja	3
☐ Nein	0
☐ Manchmal	2

	PKTE
Nehmen Sie regelmäßig Medikamente (z. B. Schmerzmittel, Diabetesmittel, ACE-Hemmer, Statine)?	
☐ Ja	3
☐ Nein	0
Nehmen Sie Nahrungsergänzungsmittel ein, wie z. B. Vitamine, Mineralstoffe, Fischölkapseln usw.?	
☐ Ja	0
☐ Nein	3

Auswertung:

Bis zu 9 Punkten:

Sie achten sehr auf sich und Ihre Ernährung. Weiter so! Bleiben Sie auch weiterhin so gesundheits- und ernährungsbewusst, damit können Sie das Risiko für die Entstehung einer Entzündung auch in Zukunft entscheidend minimieren.

10 – 24 Punkte:

Noch sind Sie wahrscheinlich frei von Entzündungen. Doch die ersten Grundsteine zur Ausbreitung einer Entzündung wurden bereits gelegt. Mit ein paar kleinen Umstellungen in Ihrer Ernährungsweise und Ihrem Lebensstil lässt sich das Ruder jetzt noch ohne große Anstrengungen drehen. Konkrete Tipps, einfache Tricks und leckere Rezepte in diesem Buch werden Ihnen eine Hilfe sein.

25 Punkte und mehr:

Sie merken es bereits – hier und da zwickt es schon so manches Mal, oder Sie haben bereits eine ausgewachsene Entzündung. Sie sollten unbedingt darüber nachdenken, wie Sie Ihre Lebens- und Ernährungssituation verändern können. Beginnen Sie mit kleinen Schritten, d.h., nehmen Sie sich jeden zweiten Tag eine Sache vor, die Sie an diesem Tag ändern möchten, z.B. mehr Gemüse essen, mehr Bewegung in den Alltag einfließen lassen oder auf Süßes verzichten. Ernähren Sie sich antientzündlich. Zahlreiche leckere Rezepte hierfür finden Sie ab S. 147 in diesem Buch. Sie sind sicherlich am Anfang eine wertvolle Unterstützung.

WOCHENPLAN

1. Woche:

Diese Woche nehme ich mir vor:

- Jeden Morgen einen Detox-Drink genießen (s. S. 104)
- Jeden Tag die kleine Übung zur Atemtechnik (s. S. 131)

2. Woche:

Diese Woche nehme ich mir vor:

- Jeden Tag die kleine Übung zur Atemtechnik (s. S. 131)
- 1 – 2-mal pro Woche zum Lieblingssport gehen

3. Woche:

Diese Woche nehme ich mir vor:

- Jeden Tag die kleine Übung zur Atemtechnik (s. S. 131)
- 2-mal pro Woche Sport
- 1 Basenbad oder 2 Fußbäder

4. Woche:

Diese Woche nehme ich mir vor:

- Jeden Tag die kleine Übung zur Atemtechnik (s. S. 131)
- 2 – 3-mal pro Woche Sport
- Saunabesuch

ENTZÜNDUNGSHEMMER

SEEFISCH

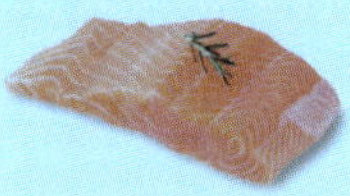

Lachs

PFLANZENÖLE

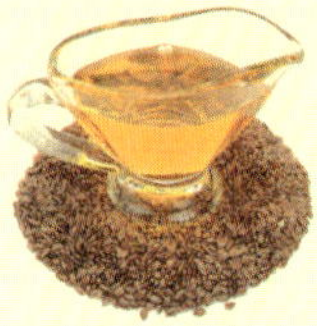

Leinöl

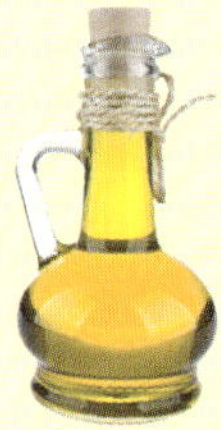

Leindotteröl

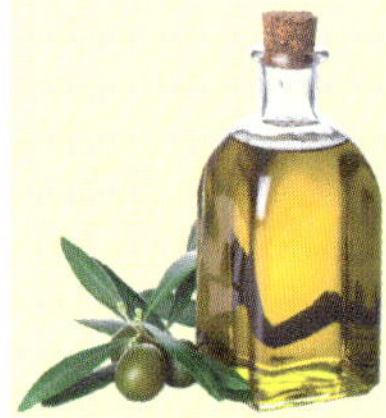

Olivenöl

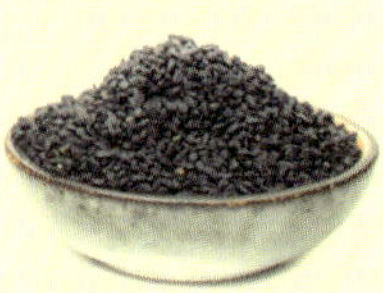

Schwarzkümmelöl

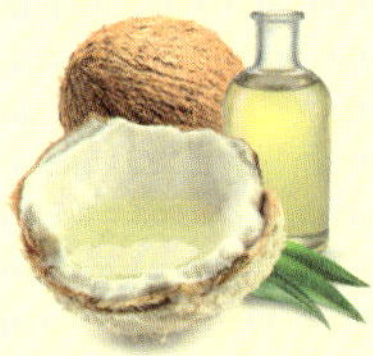

Kokosöl

GETREIDE PSEUDOGETREIDE

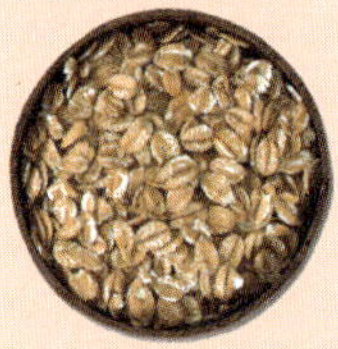

Hafer

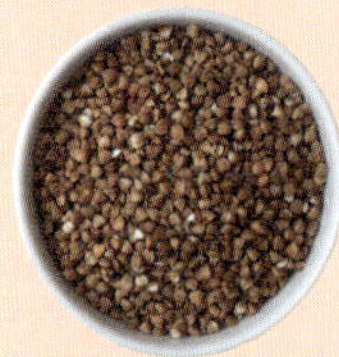

Buchweizen

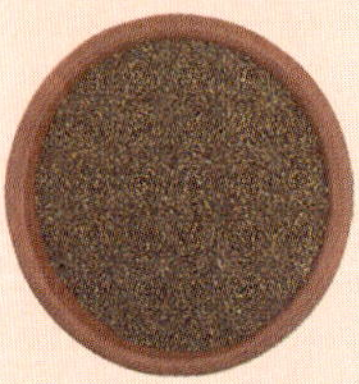

Teff

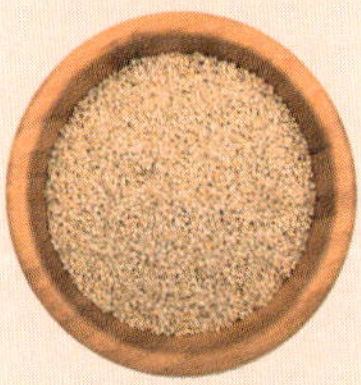

Quinoa

GEMÜSE

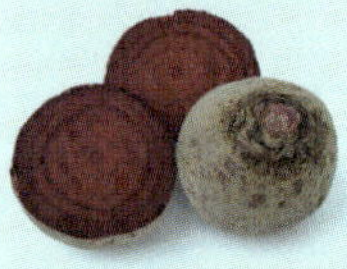

Rote Bete

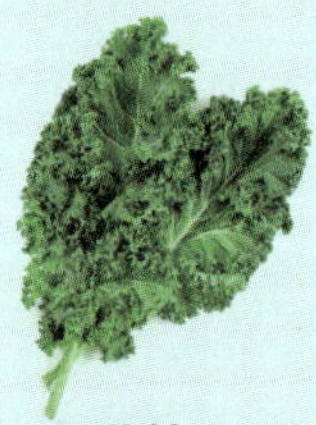

Kohl

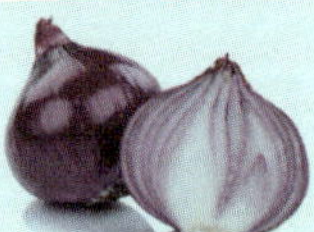

Rote Zwiebeln

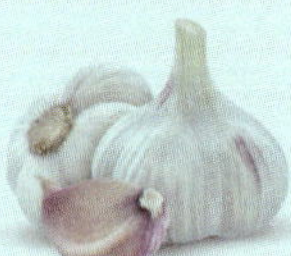

Knoblauch

OBST

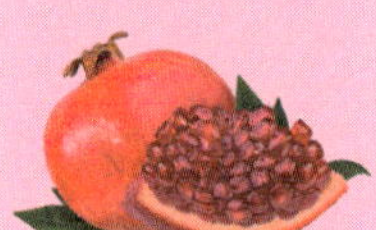

Granatapfel

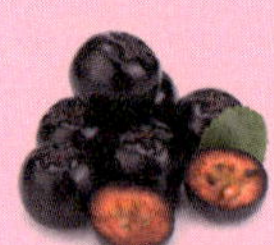

Aroniabeeren

AUF EINEN BLICK

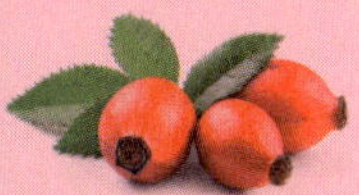

Hagebutten

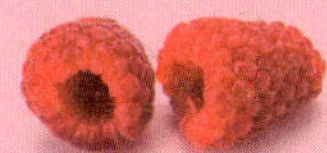

Beeren

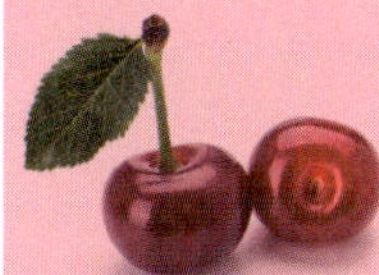

Kirschen

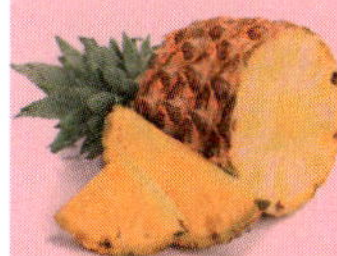

Ananas

NÜSSE

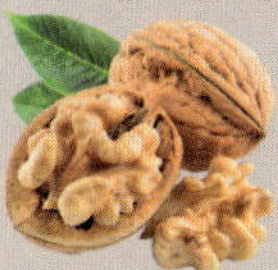

Walnüsse

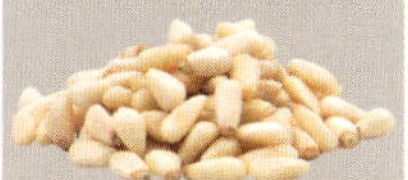

Pinienkerne

GEWÜRZE KRÄUTER

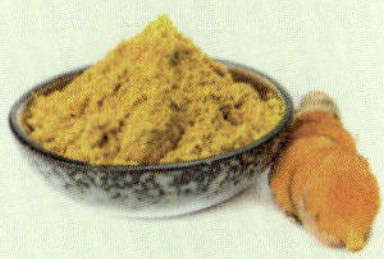

Kurkuma

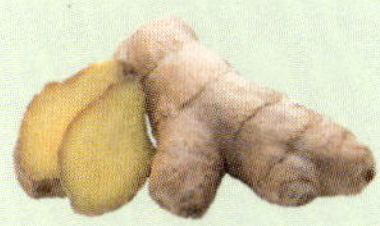

Ingwer

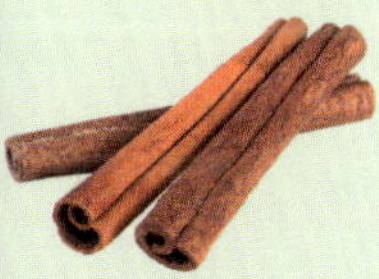

Zimt

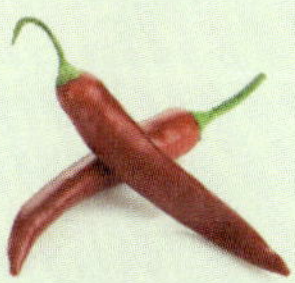

Chili

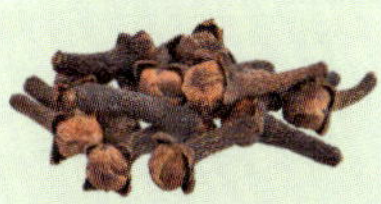

Gewürznelken

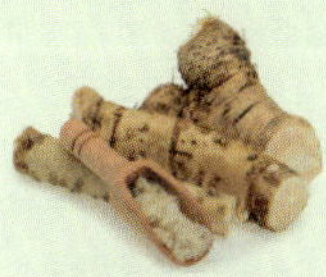

Meerrettich

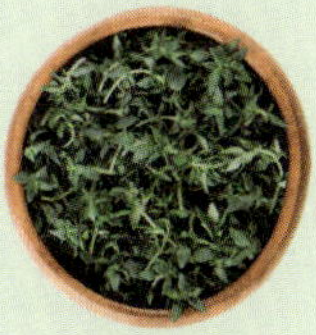

Thymian

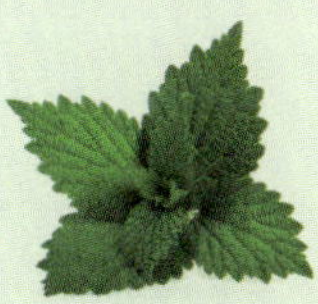

Brennnessel

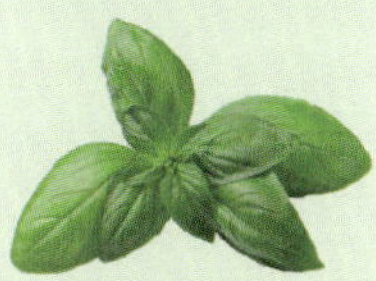

Basilikum

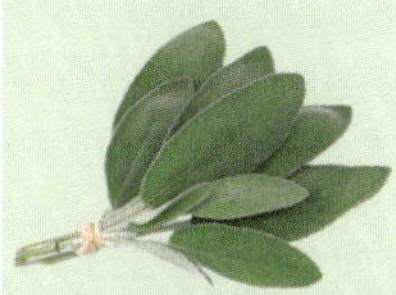

Salbei

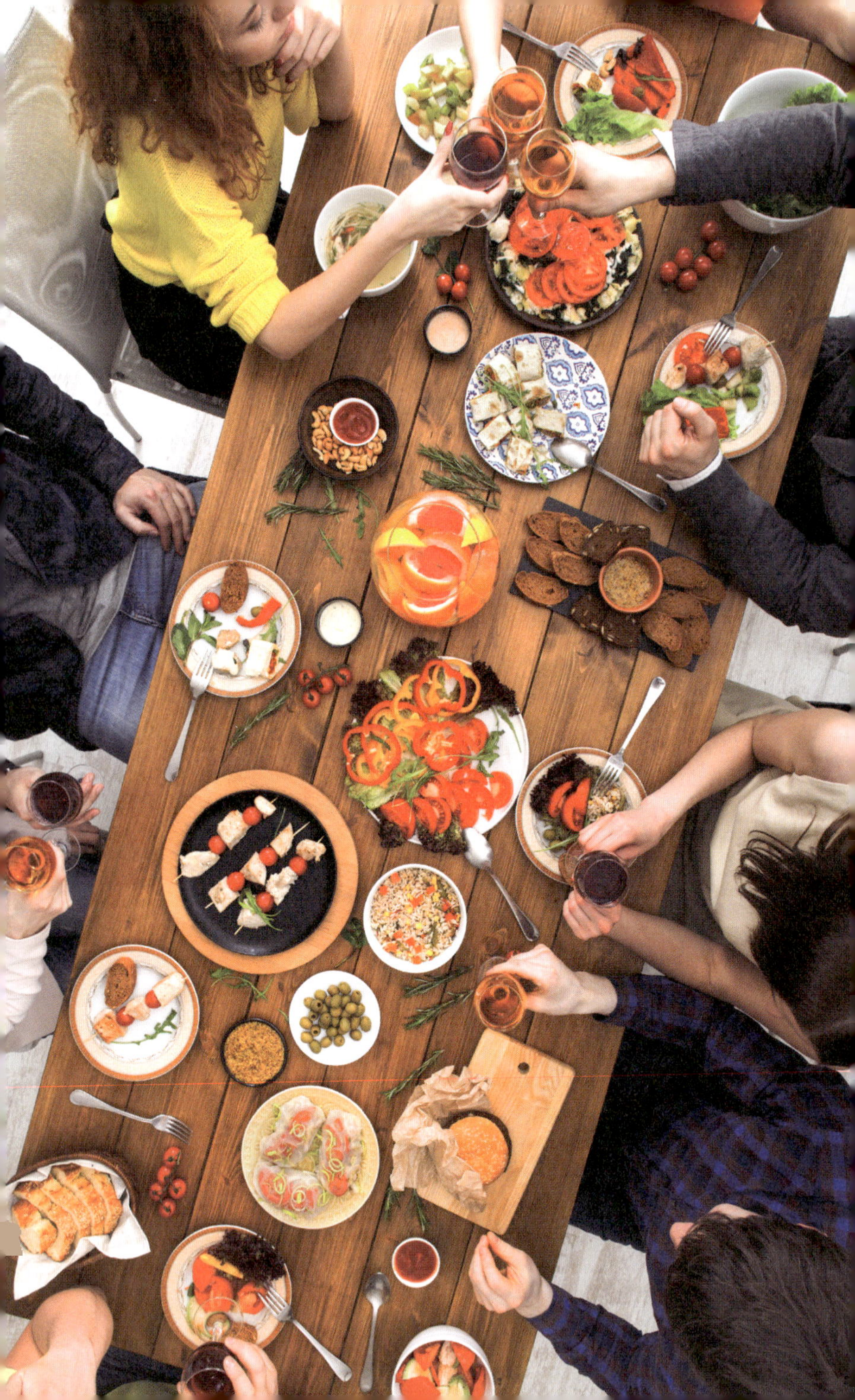

SÜSSE HAFER-BOWL

1 Aprikosen waschen, entkernen und vierteln. Beeren verlesen und waschen, gut abtropfen lassen. Den Joghurt mit Leinöl mischen.

2 Walnusskerne grob hacken. Haferflocken mit Walnuss- und Sonnenblumenkernen in einer heißen Pfanne ohne Fett anrösten, bis die Mischung leicht Farbe bekommt. Beiseitestellen und aus der Pfanne nehmen.

3 Die Aprikosen in der heißen Pfanne ohne Fett ca. 3–5 Minuten dünsten und mit Zimt bestreuen. Den Joghurt in Schalen oder hohe Gläser füllen. Aprikosen und Beeren darauf verteilen und zum Abschluss die körnige Mischung darüberstreuen.

FÜR 2 PERSONEN

- 2 Aprikosen
- 100 g frische Beeren 🍎 (je nach Geschmack Heidel-, Erd- oder Himbeeren)
- 200 g Sojajoghurt
- 1 EL Leinöl 🍎
- 10 g Walnusskerne 🍎
- 60 g kernige Haferflocken 🍎
- 1 EL Sonnenblumenkerne 🍎
- 1 TL Zimtpulver 🍎

Arbeitszeit: 15 Min.

TIPPS Wer tiefgekühlte Beeren verwendet, sollte sie zusammen mit den Aprikosen dünsten. Anstelle der Aprikosen schmecken auch Pfirsiche, Nektarinen oder Pflaumen sehr gut in diesem Frühstücksgericht.
Hafer-Bowls kann man auch herzhaft zubereiten: Dafür anstelle der Beeren z. B. klein gewürfelte Paprika, Salatgurke und grob geschnittenen Rukola dazugeben. Als herzhafte Variante sind Hafer-Bowls eine gesunde und leckere Mittags- oder Abendmahlzeit.

🍎 DAS APFELSYMBOL

HINWEIS: Das Apfelsymbol 🍎 hinter den Rezeptzutaten kennzeichnet die Lebensmittel mit besonders hoher entzündungshemmender Wirkung.

SÜSSER APFEL-QUINOA-BREI

FÜR 2 PERSONEN

- 1 Apfel
- 1 TL Zimtpulver
- ½ TL Kurkumapulver
- ½ Vanilleschote
- 50 g Heidelbeeren
- 4 EL Mandelmilch
- 1 EL Leinöl
- 6 EL Quinoa, gekocht
- 2 EL Sonnenblumenkerne

Arbeitszeit: 10 Min.

1 Apfel waschen, vierteln, Kernhaus entfernen und das Fruchtfleisch in feine Würfel schneiden. Die Apfelwürfel in einer heißen Pfanne mit 2 EL Wasser ca. 2–3 Minuten dünsten und mit Zimt und Kurkuma bestreuen.

2 Vanilleschote der Länge nach halbieren und das Vanillemark auskratzen. Heidelbeeren unter fließendem Wasser waschen und abtropfen lassen.

3 Gedünsteten Apfel, Vanillemark, Mandelmilch und Leinöl unter die gekochte Quinoa mischen. Den Quinoabrei auf zwei Teller verteilen. Die Heidelbeeren darübergeben und alles mit den Sonnenblumenkernen bestreuen.

TIPPS Der süße Apfel-Quinoa-Brei kann als Frühstück oder auch als Dessert gereicht werden.
Amaranth, Buchweizen oder Hirse statt Quinoa bringen nicht nur Abwechslung im Geschmack, sondern liefern zusätzliche wertvolle Vitalstoffe. Während die Pseudogetreide mit einem ähnlich günstigen Eiweißgehalt punkten, unterscheiden sie sich doch in ihrem Vitamin- und Mineralstoffgehalt. Quinoa z.B. enthält mehr Vitamin B_1 und Zink als Amaranth, das wiederum mehr Magnesium, Kalzium und Eisen liefert. Buchweizenmehl enthält viele B-Vitamine sowie Kieselsäure.
Um Zeit zu sparen, kann man gleich eine größere Menge Quinoa kochen und in einem luftdicht verschlossenen Behälter 4–5 Tage im Kühlschrank aufbewahren.

Wer Quinoa, Amaranth, Buchweizen und Hirse auf Vorrat zubereitet, sollte die Körner am besten nur in Wasser kochen. Die Zubereitung in Gemüse- oder Hühnerbrühe gibt den Körnern zwar einen würzigeren Geschmack, sie sind dann aber für süße Speisen nicht zu verwenden.

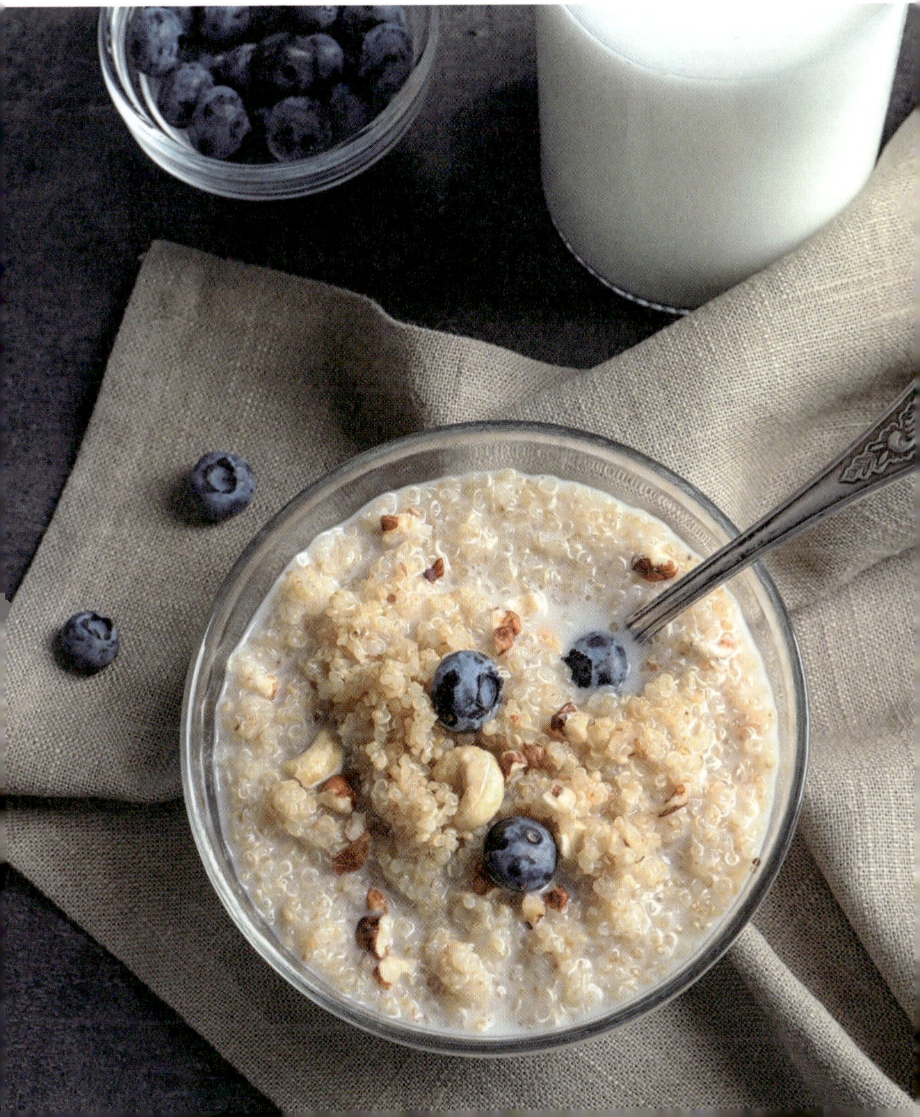

SCHICHTMÜSLI MIT NÜSSEN UND BEEREN

1 Heidelbeeren mit kaltem Wasser abbrausen und abtropfen lassen. Walnusskerne grob hacken. Getrocknete Datteln in feine Würfel schneiden.

2 Walnusskerne, Pinienkerne und Haferflocken in einer heißen Pfanne ohne Fett ein paar Minuten anrösten, bis sie leicht Farbe annehmen. Beiseitestellen und die Datteln und die Hälfte der Heidelbeeren untermischen.

3 Die restlichen Heidelbeeren in einem Mixer grob pürieren. 2 TL von der Flocken-Nuss-Mischung abnehmen. Den Rest auf Gläser verteilen. Je 3 EL Mandeldrink darübergeben und die pürierten Heidelbeeren darauf verteilen.

4 Die Gläser mit der beiseitegenommenen Flockenmischung bestreuen und nach Belieben mit Minze garnieren.

FÜR 2 PERSONEN

- 200 g Heidelbeeren
- 2 EL Walnusskerne
- 2 getrocknete Datteln ohne Stein
- 2 EL Pinienkerne
- 50 g Haferflocken
- 6 EL Mandeldrink
- 2 Zweige frische Minze nach Belieben

Arbeitszeit: 20 Min.

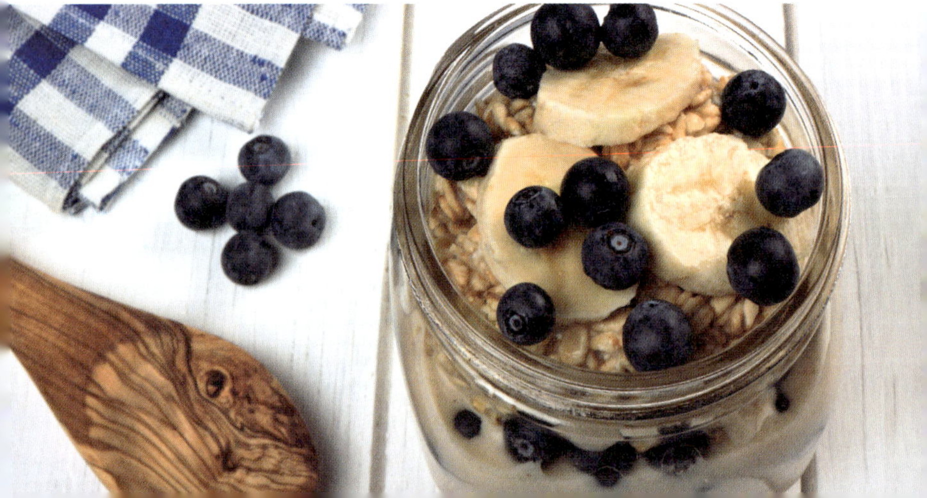

KNUSPER-SCHOKOMÜSLI

FÜR 10-12 PORTIONEN

100 g Haferflocken
200 g Hirseflocken
200 g Amaranthflocken
100 g Sesamsamen
4 EL Manukahonig
4 EL Rapsöl
3 EL Kakaopulver
2 TL Kurkumapulver

Arbeitszeit: 60 Min. (mit Auskühlen)

1 Hafer-, Hirse- und Amaranthflocken sowie Sesam in einer heißen Pfanne ohne Fett unter ständigem Rühren ca. 10 Minuten rösten. Honig und Öl vermischen, unter die Flockenmischung rühren und weitere 2 Minuten rösten. Die Mischung aus der Pfanne nehmen. Kakao und Kurkuma untermischen.

2 Das Müsli vollständig auskühlen lassen und in ein Schraubglas füllen. Gut verschlossen und nicht zu warm gelagert hält das Müsli mindestens 2 Monate.

TIPPS Eine Portion Müsli entspricht 30-35 g. Zum perfekten Start in den Tag wird das Müsli, wenn Sie es mit Obst (z.B. Himbeeren, Erdbeeren oder Äpfel) mischen und dazu Mandelmilch, Pinienkerngetränk (Zedernussmilch) oder Hafermilch mit 1 EL Leinöl mischen. Natürlich schmeckt das Müsli auch mit Sojajoghurt oder Milch.

INFOS Pinienkerngetränk (Zedernussmilch) wird aus den sibirischen Zedernüssen hergestellt und sieht ähnlich aus wie Kuhmilch. Das Pinienkerngetränk ist reich an wertvollen Nährstoffen, wie z.B. hochwertigem Eiweiß, ungesättigten Fettsäuren und zahlreichen Vitaminen und Mineralstoffen. Es ist gut geeignet zum Kochen, als Basis für Saucen, Salatdressings, Pfannkuchen oder zum Zubereiten von Cocktails.

Manukahonig zeichnet sich im Vergleich zu heimischen Honigsorten dadurch aus, dass er einen hohen Anteil an Methylglyoxal (MGO) enthält. Das ist ein Zuckerabbauprodukt, das eine besonderes starke antibakterielle Wirkung hat. 1-2 TL täglich pur, im Müsli oder im warmen Tee genossen unterstützen das Immunsystem.

CHIA-AMARANTH-PUDDING

1 Erdbeeren waschen, putzen und vierteln. Datteln entkernen und fein würfeln. Vanilleschote längs halbieren und das Vanillemark herauskratzen.

2 Sojamilch mit Chiasamen, Amaranthflocken, Datteln, Vanillemark, Zimt und Kurkuma in eine Schüssel geben und mischen. Die Mischung ca. 10–15 Minuten quellen lassen.

3 Von den Erdbeeren 1 EL abnehmen, die restlichen Früchte zur Flocken-Samen-Mischung geben. Den Pudding auf Müslischalen verteilen und mit den beiseitegelegten Erdbeeren garnieren.

FÜR 2 PERSONEN

- **50 g Erdbeeren**
- **2 Datteln**
- **½ Vanilleschote**
- **250 ml Sojamilch**
- **45 g Chiasamen**
- **20 g Amaranthflocken**
- **½ TL Zimtpulver**
- **½ TL Kurkumapulver**

Arbeitszeit: 30 Min.

TIPPS **Den Pudding kann man gut am Abend zuvor zubereiten und im Kühlschrank aufbewahren. Anstelle von Sojamilch schmecken auch Mandel-, Hafer- oder Zedernussmilch (Pinienkerngetränk). Probieren Sie auch andere Beeren aus, frisch oder tiefgefroren.**

ROTE-BETE-SMOOTHIE

1 Rote Bete putzen, schälen und in kleinere Würfel schneiden. (Handschuhe tragen!) Heidelbeeren verlesen und waschen. Ingwer putzen und in feine Würfel schneiden.

2 Rote Bete und Ingwer mit 100 ml Kokoswasser in einem Mixer kräftig mixen, dann Heidelbeeren, Hanfsamen und das restliche Kokoswasser dazugeben. Zum Schluss mit dem Leinöl kurz aufschäumen.

FÜR 1 PERSON

- **150 g Rote Bete**
- **50 g Heidelbeeren**
- **1 Stück Ingwer (2 cm)**
- **200 ml Kokoswasser**
- **3 EL Hanfsamen, geschält**
- **1 EL Leinöl**

Arbeitszeit: 15 Min.

SPINAT-DATTEL-SMOOTHIE

FÜR 1 PERSON

½ Avocado (reif)
3 Datteln
100 g Spinat
50 g Cashewkerne
200 ml Kokoswasser

Arbeitszeit: 10 Min.

1 Das Fruchtfleisch der Avocado aus der Schale lösen und grob zerteilen. Datteln entkernen und in kleine Stücke schneiden. Spinat waschen, verlesen, trocken schütteln und grob zerpflücken.

2 Cashewkerne mit der Hälfte des Kokoswassers in einen Mixer oder Smoothiebereiter geben und kräftig mixen. Spinat, Avocado, Datteln und restliches Kokoswasser dazugeben und erneut kräftig mixen, bis der Smoothie eine sämige Konsistenz annimmt.

TIPP **Der Smoothie ist bestens geeignet für Frühstücksmuffel und für alle »To-go«-Liebhaber.**

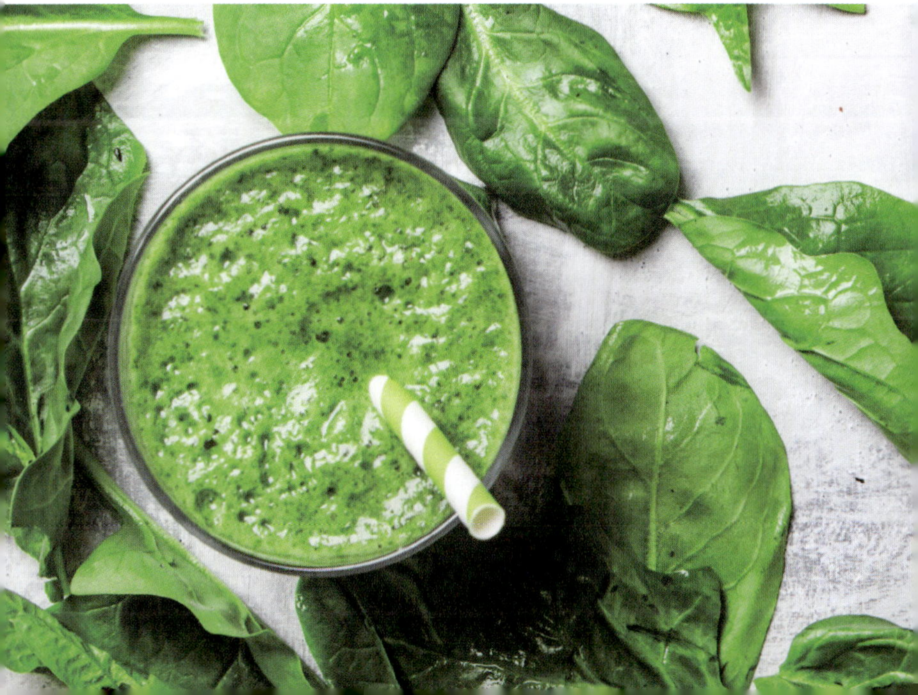

MELONEN-HAGEBUTTEN-SMOOTHIE

1 Fruchtfleisch der Avocado und der Melone jeweils aus der Schale lösen und in grobe Würfel schneiden. Limette waschen, die Schale abreiben. Limette halbieren und auspressen.

2 Seidentofu mit Melone, Avocado und Hagebuttenpulver in einen Mixer geben und kräftig pürieren. Anschließend Limettensaft und -schale zugeben und erneut mixen. Je nach Konsistenz etwas Wasser zugeben. In ein Glas füllen und mit Zitronenmelisse garnieren.

FÜR 1 PERSON

½ Avocado
200 g Honigmelone
1 Biolimette
75 g Seidentofu
1 TL Hagebuttenpulver
2–3 Zitronenmelisseblätter

Arbeitszeit: 15 Min.

AVOCADO-WALNUSS-AUFSTRICH

1 Walnusskerne hacken. Mit den Pinienkernen ohne Fett rösten, bis sie leicht Farbe annehmen.

2 Avocado halbieren und das Fruchtfleisch herauslösen. Grapefruit auspressen. Beides in einen Mixer geben und gut pürieren.

3 Vanilleschote der Länge nach aufschneiden und das Mark herauskratzen. Mit Walnusskernen, Pinienkernen und Cranberries zum Avocadopüree geben und verrühren.

FÜR 2 PERSONEN

15 g Walnusskerne
20 g Pinienkerne
1 Avocado
½ Grapefruit
½ Vanilleschote
25 g getrocknete Cranberries

Arbeitszeit: 10 Min.

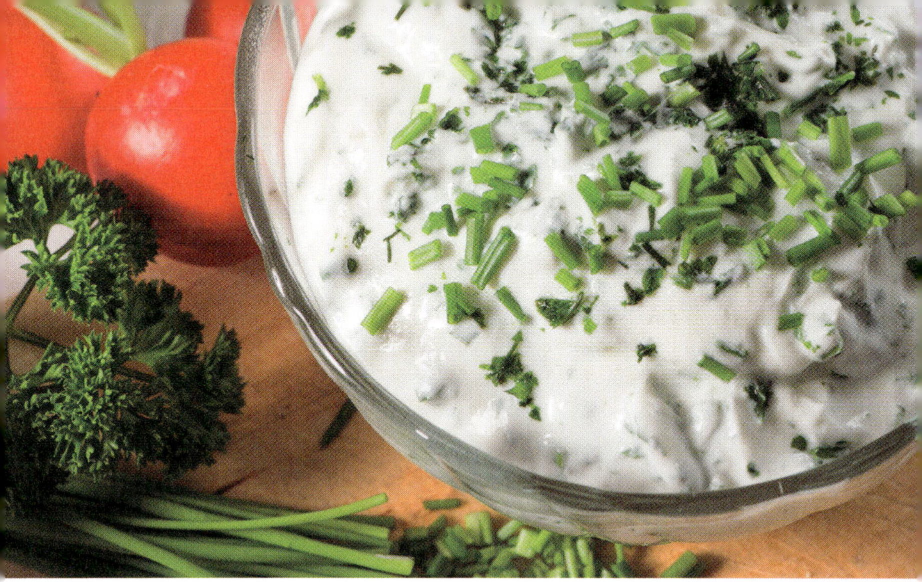

GEMÜSE-QUARK-AUFSTRICH MIT LEINÖL

1 Paprikaschote waschen, Trennwände und Kerne entfernen und die halbe Schote in feine Würfel schneiden. Basilikumblätter waschen und grob hacken.

2 Speisequark mit Mineralwasser und Leinöl gut verrühren. Paprikawürfel, Schnittlauch, Basilikum und Kurkuma dazugeben und gut verrühren. Den Quark mit Salz und Pfeffer abschmecken.

VARIANTE **Wer den Geschmack von Leinöl nicht mag, kann auch Walnussöl oder kaltgepresstes Rapsöl verwenden.**

FÜR 2 PERSONEN

½ rote Paprikaschote
3–4 Basilikumblätter
125 g Speisequark
3–4 EL Mineralwasser mit Kohlensäure
2 EL Leinöl
1 TL Schnittlauch, geschnitten
½ TL Kurkumapulver
Salz, schwarzer Pfeffer

Arbeitszeit: 10 Min.

TIPPS **Der Aufstrich eignet sich auch gut zum Mitnehmen – mit Gemüsesticks (z. B. Paprika, Karotten, Kohlrabi oder Stangensellerie) ist er ein ideales Essen für unterwegs oder im Büro.**
Sehr gut schmeckt der Paprikaquark auch zu Pellkartoffeln.

BEEREN-FRUCHT-AUFSTRICH

1 Die gemischten Beeren verlesen und waschen. In einen Topf geben und unter Rühren erhitzen. Johannisbrotkernmehl und Honig zugeben und kurz bevor die Beeren anfangen zu köcheln, den Topf von der Herdplatte nehmen. Zimt und Ingwerpulver unterrühren und abschmecken. Wer es ein wenig süßer möchte, gibt noch etwas Honig dazu.

2 Die Beerenmasse 10 Minuten stehen lassen, da das Johannisbrotkernmehl noch nachdickt. Sollte die Konsistenz dennoch zu flüssig sein, noch 1-2 gestrichene TL Johannisbrotkernmehl hinzufügen.

3 Die Fruchtmasse in saubere Schraubgläser füllen und verschließen. Geschlossen ist der Beeren-Frucht-Aufstrich im Kühlschrank mindestens 4 Wochen haltbar. Nach dem Öffnen innerhalb 1 Woche aufbrauchen.

FÜR 8-10 PERSONEN

250 g gemischte Beeren (z. B. rote und schwarze Johannisbeeren, Himbeeren, Aronia- oder Brombeeren)
2-3 gestrichene TL Johannisbrotkernmehl
1 EL Honig
½ TL Zimtpulver
½ TL Ingwerpulver

Arbeitszeit: 20 Min.

TIPPS Der Beeren-Frucht-Aufstrich eignet sich nicht nur als süßer Brotaufstrich, er kann auch wunderbar zu Müsli, Quinoabrei oder Eis verzehrt werden.

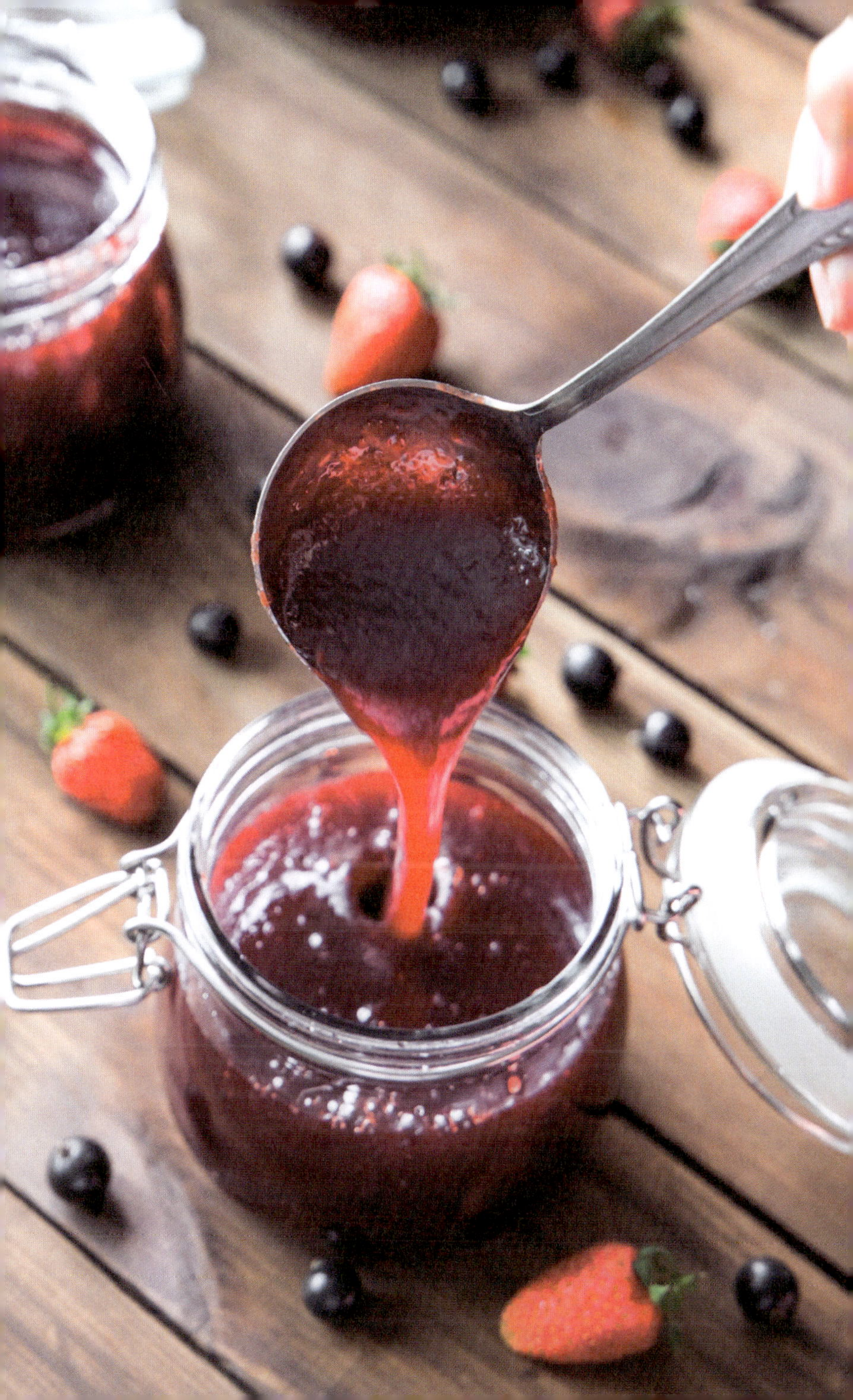

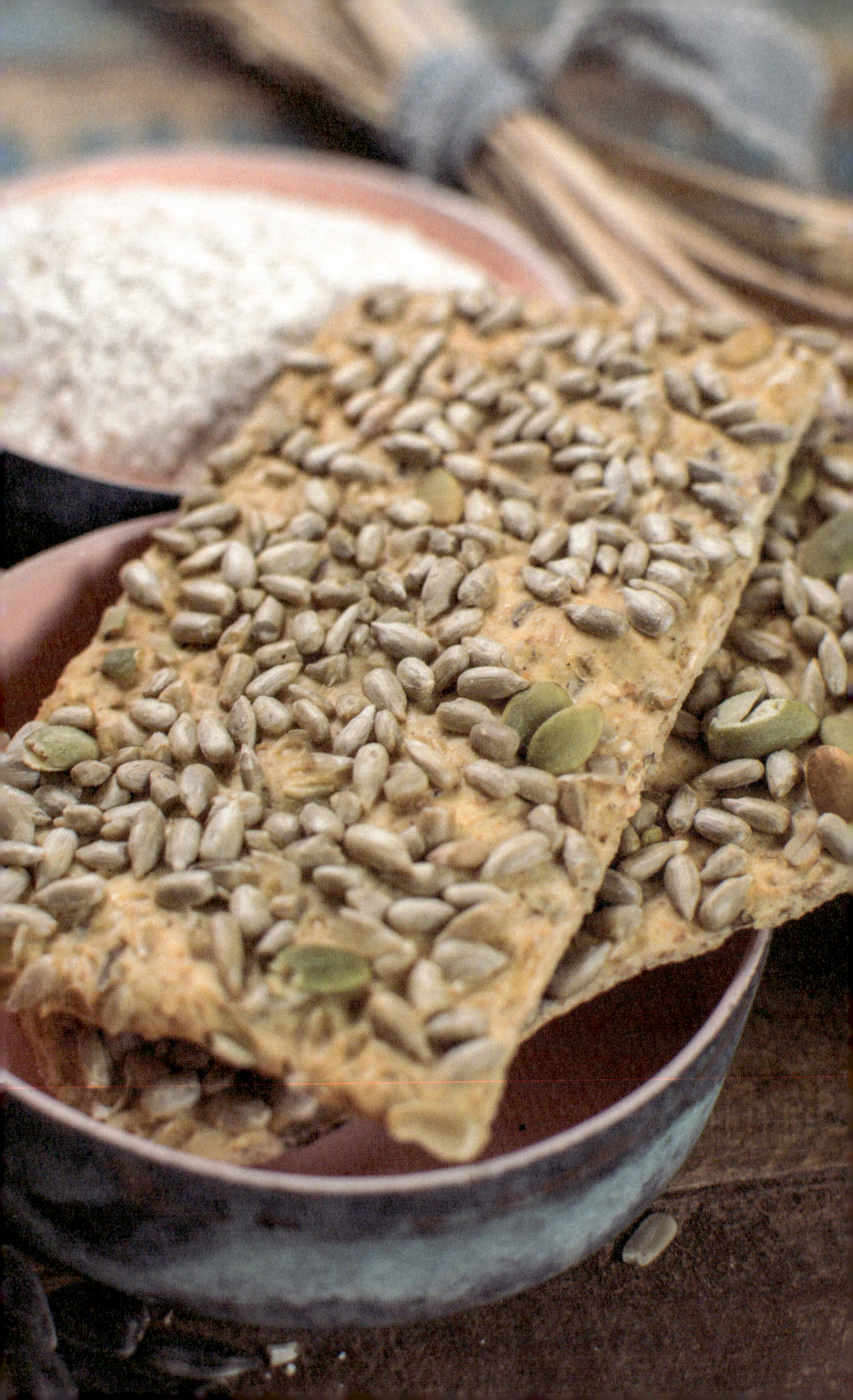

KNÄCKEBROT (GLUTENFREI)

FÜR CA. 6-8 STÜCK

20 g frische Hefe
150 ml lauwarmes Wasser
200 g Teffmehl
1 TL Salz
4 EL Olivenöl
2 EL Teffmehl für die Arbeitsfläche

Arbeitszeit: 15 Min.
Gehzeit: 20 Min.
Backzeit: 20–25 Min.

1 Hefe zerbröckeln und im lauwarmen Wasser auflösen. Teffmehl mit Salz, aufgelöster Hefe und Olivenöl in eine Rührschüssel geben und zu einem glatten Teig verrühren.

2 Den Teig auf eine bemehlte Arbeitsfläche geben und mit den Händen kurz kneten. Den Teig in 6 – 8 Stücke teilen. Jedes Teigstück auf ein mit Backpapier ausgelegtes Backblech legen und an einem warmen Ort etwa 20 Minuten gehen lassen.

3 Den Backofen auf 200 °C (Ober- und Unterhitze) vorheizen. Die Teigstücke ca. 1 cm flach drücken (mit der Hand geht es leichter, beim Auswellen bräuchte man mehr Mehl, damit der Teig nicht so an der Teigrolle haften bleibt). Im vorgeheizten Backofen (oder bei 180 °C Umluft) 20 – 25 Minuten backen.

VARIANTE **Das Knäckebrot kann mit Sesamsamen, Sonnenblumen- oder Kürbiskernen abgewandelt werden. Die Samen oder Kerne beim Flachdrücken der Teigstücke mit einarbeiten.**

TIPPS **Für die Herstellung von Fladenbrot mischen Sie das Teffmehl mit anderen glutenfreien Mehlen, wie z.B. Kartoffelstärke, Mandelmehl, Kokosmehl oder Reismehl. Das Klebereiweiß Gluten, wie es z.B. im Weizen vorkommt, macht den Teig elastisch und hält ihn zusammen. Glutenfreien Mehlen fehlt diese Eigenschaft. Wird Weizenmehl mit glutenfreien Mehlen mit reichlich Flüssigkeit gemischt, erreicht man eine ähnliche Bindung, und der Teig wird schön geschmeidig. Die Faustregel für ein ausgewogenes Mischungsverhältnis ist 60 Prozent glutenhaltiges Mehl zu 40 Prozent glutenfreiem Mehl.**

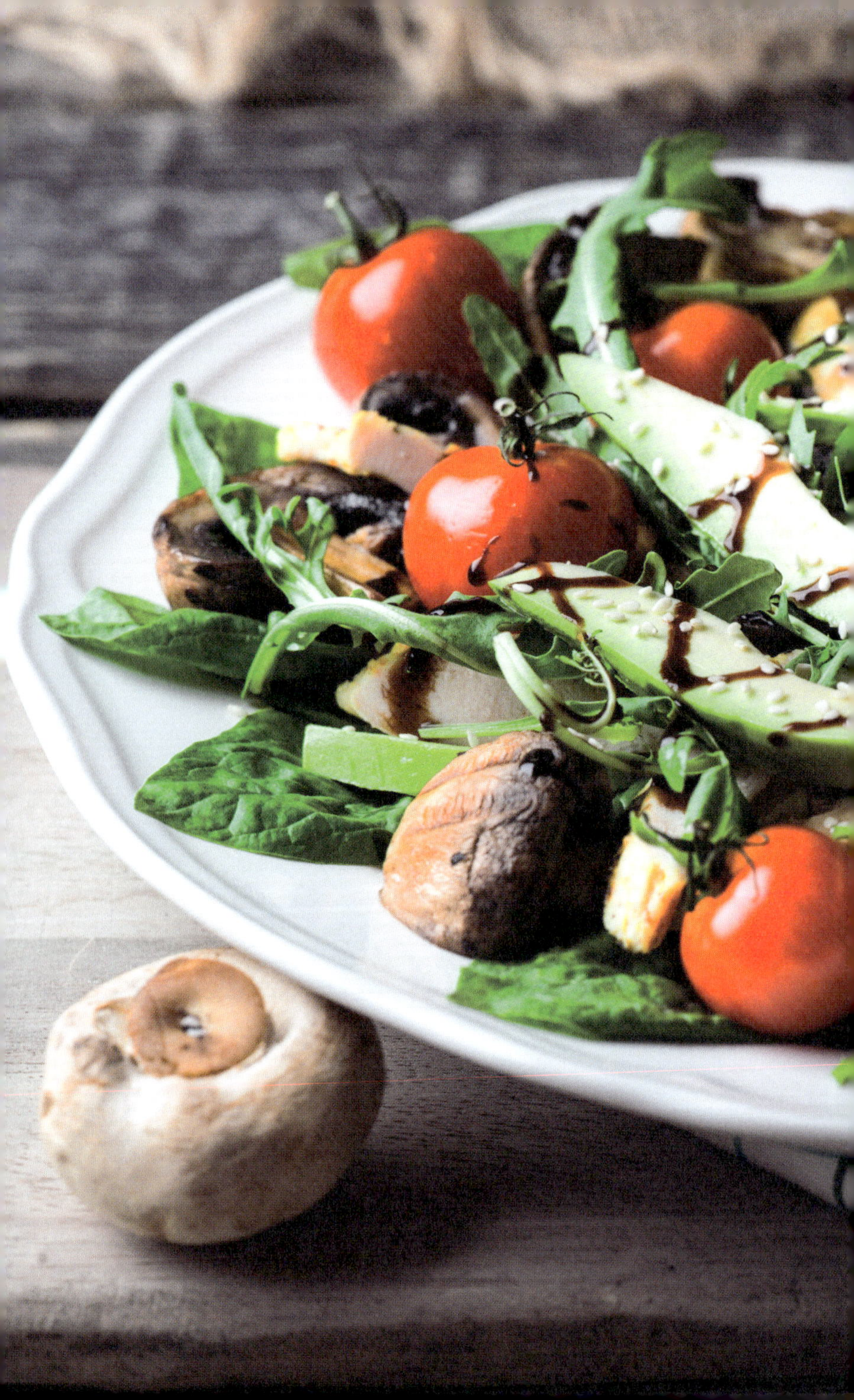

AUSTERNPILZSALAT MIT KNOBLAUCH

FÜR 2 PERSONEN

250 g Austernpilze
1 Frühlingszwiebel
6 Cocktailtomaten
4 Champignons
3 Knoblauchzehen
50 g Rukola
1 Limette
1 Avocado
2 EL Balsamicoessig
50 ml Gemüsebrühe
Salz, schwarzer Pfeffer
1 EL Olivenöl

Arbeitszeit: 25–30 Min.

1 Austernpilze putzen und in Streifen schneiden. Frühlingszwiebel waschen, putzen und in feine Ringe schneiden. Cocktailtomaten waschen und halbieren. Champignons putzen und halbieren.

2 Knoblauchzehen schälen und in feine Würfel schneiden. Rukola waschen, verlesen und trocken schleudern. Limette waschen und trocken reiben. Die Schale abreiben und die Limette auspressen.

3 Avocado halbieren, den Kern entfernen und das Fruchtfleisch aus der Schale lösen. Eine Avocadohälfte mit Balsamicoessig, Limettensaft und -schale, Gemüsebrühe, Salz und Pfeffer in einen Mixer geben und zu einem sämigen Dressing verarbeiten.

4 In einer Pfanne das Olivenöl erhitzen, Frühlingszwiebel, Knoblauch, Champignons und Austernpilze darin 3–4 Minuten braten.

5 Die zweite Avocadohälfte in dünne Spalten schneiden, Rukola auf zwei Tellern anrichten, Austernpilze, Champignons, Cocktailtomaten und Avocadospalten darauf verteilen. Das Dressing darübergeben.

TIPPS **Sie können auch andere Pilze nehmen oder den Salat mit gemischten Pilzen zubereiten. Dazu passt getoastes Brot mit etwas Olivenöl beträufelt.**

SPINATSALAT MIT MANDEL-VINAIGRETTE

1 Mandeln in kaltem Wasser ca. 20 Minuten einweichen. Blattspinat waschen, verlesen und gut abtropfen lassen. Die Blätter ggf. etwas klein zupfen.

2 Rote Bete in Würfel schneiden. Mango schälen und in Würfel schneiden. Pinienkerne in einer heißen Pfanne ohne Fett vorsichtig rösten, dann beiseitestellen. Limette waschen, trocken reiben, Schale abreiben und die Limette auspressen. Knoblauch schälen und grob hacken.

3 Die Mandeln abgießen und das Einweichwasser weggießen. Mandeln mit Mandelmilch, Limettenschale, -saft, Senf und Knoblauch in einen Mixer geben und gut pürieren.

4 Spinat mit Rote Bete und Mango mischen und mit dem Dressing verrühren. Den Salat mit Pinienkernen und Sesam bestreuen. Dazu passt Knäckebrot mit Ziegenfrischkäse.

FÜR 2 PERSONEN

80 g Mandeln
200 g frischer Blattspinat
1 Knolle Rote Bete, gegart
½ reife frische Mango
10 g Pinienkerne
1 Limette
1 Knoblauchzehe
100 ml Mandelmilch
1 TL Dijon-Senf
10 g Sesamsamen

Arbeitszeit: 25 Min.

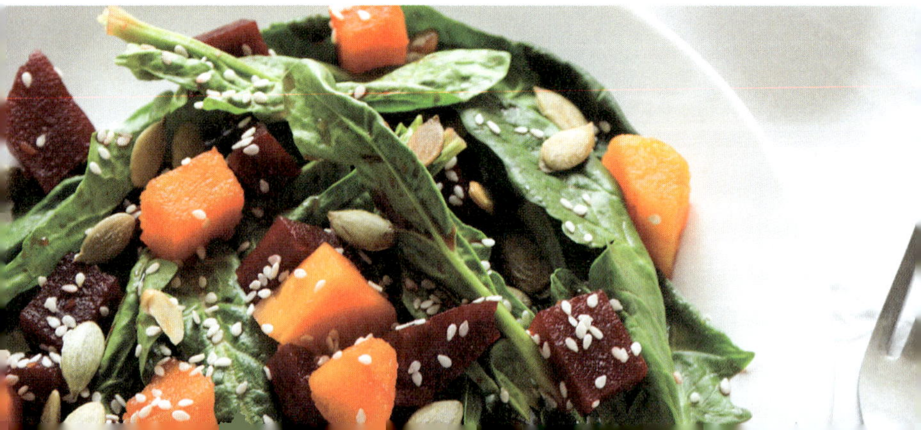

KARAMELLISIERTE ROTE BETE MIT RUKOLA

FÜR 2 PORTIONEN

250 g rohe Rote Bete
1 EL Olivenöl
1 EL Kokosblütenzucker
100 g Rukola
½ rote Zwiebel
1 Knoblauchzehe
1 Granatapfel
2 EL Balsamicoessig
2 EL Walnussöl
Meersalz, schwarzer Pfeffer

Arbeitszeit: 25 Min.

1 Rote Bete schälen, dafür am besten Einweghandschuhe tragen, da Rote Bete stark färbt. Die Knollen in 1 cm dicke Scheiben, dann in feine Streifen schneiden. 1 EL Olivenöl in einer Pfanne erhitzen und die Rote-Bete-Streifen etwa 2–3 Minuten darin dünsten.

2 Kokosblütenzucker dazugeben und bei mittlerer Hitze ca. 5 Minuten karamellisieren lassen. Anschließend beiseitestellen und etwas abkühlen lassen.

3 Rukola verlesen, waschen und trocken schütteln. Rote Zwiebel schälen und in feine Würfel schneiden. Knoblauch schälen und fein hacken. Granatapfel halbieren und die Kerne herauslösen. Dabei den Saft auffangen.

4 Balsamicoessig, Walnussöl und Granatapfelsaft gut miteinander verquirlen. Zwiebel, Knoblauch und Granatapfelkerne dazugeben und mit Salz und Pfeffer abschmecken. Rukola auf Tellern anrichten, die karamellisierte Rote Bete darauf verteilen und mit dem Dressing beträufeln.

TIPPS **Lecker schmeckt der Salat auch mit Feld- oder Eissalat. Wenn es schnell gehen muss, können Sie auch die bereits gekochte Rote Bete verwenden, die es vakuumverpackt zu kaufen gibt.**

PUTENBRUST AUF WIRSINGSALAT

1 Wirsing putzen, waschen und in feine Streifen schneiden. Wirsingstreifen mit Salz bestreuen und durchmischen, 10 Minuten ziehen lassen.

2 In der Zwischenzeit Paprikaschote waschen, putzen und in feine Streifen schneiden. Chilischote putzen, längs halbieren, die Kerne entfernen und die Schote in feine Ringe schneiden.

3 Apfel waschen, vierteln, Kernhaus entfernen und das Fruchtfleisch in kleinere Würfel schneiden. Limette waschen und trocken reiben. Die Schale abreiben und die Limette auspressen.

4 In einer heißen Pfanne ohne Fett die Sesamsamen und Cashewkerne vorsichtig rösten, bis sie leicht Farbe annehmen. Die geröstete Mischung mit Limettensaft, -schale, Weißweinessig und Senf in einem Mixer kräftig pürieren.

5 Wirsing mit Paprika, Chilischote, Apfel und dem Sesam-Cashew-Dressing mischen. Mit Salz und Pfeffer abschmecken.

6 In einer Pfanne das Olivenöl erhitzen und die beiden Putenbrustfilets darin von beiden Seiten bei mittlerer Hitze ca. 5 – 6 Minuten anbraten.

7 Wirsingsalat und Putenbrustfilets auf einem Teller anrichten und den Salat mit etwas Leinöl beträufeln.

FÜR 2 PERSONEN

300 g Wirsing
Salz
1 rote Paprikaschote
½ Chilischote
1 Apfel
1 Limette
2 EL Sesamsamen
25 g Cashewkerne
2 EL Weißweinessig
1 TL Senf
schwarzer Pfeffer
1 EL Olivenöl
2 Putenbrustfilets (à 125 g)
1 EL Leinöl

Arbeitszeit: ca. 30 Min.

TIPPS Zum Wirsingsalat passen auch sehr gut gehackte Walnusskerne oder kross gebratene Tofuwürfel.

SEELACHSSALAT MIT FENCHEL UND TOMATE

FÜR 2 PERSONEN

1 Limette
300 g Seelachsfilet
Salz, schwarzer Pfeffer
1 Fenchelknolle
1 Selleriestange
2 Dillzweige
2 EL Olivenöl
½ rote Chilischote
1 Stück Ingwer (ca. 2 cm)
2 Tomaten
2 EL Weißweinessig

Arbeitszeit: ca. 30 Min.

1 Limette waschen, trocken reiben und die Schale abreiben. Die Limette auspressen. Fischfilets mit kaltem Wasser abwaschen und mit Küchenkrepp trocken tupfen. Salz, Pfeffer und etwas Limettensaft miteinander verrühren und die Fischfilets darin marinieren.

2 Fenchel putzen, waschen und das Fenchelgrün zum Garnieren beiseitelegen. Fenchel in feine Streifen schneiden. Sellerie waschen, putzen und in dünne Scheiben schneiden. Dill waschen und trocken schütteln.

3 In einer Pfanne 1 EL Olivenöl erhitzen und das Fischfilet darin auf jeder Seite 4–5 Minuten braten. Fischfilet aus der Pfanne nehmen, in mundgerechte Stücke teilen und beiseitestellen. In der gleichen Pfanne Fenchel und Sellerie ca. 2 Minuten dünsten, salzen und warm halten.

4 Chilischote waschen, den Stiel abschneiden, Kerne entfernen und die Schote fein hacken. Ingwer putzen und fein reiben. Tomaten waschen und in Scheiben schneiden.

5 Essig, restliches Öl und Limettensaft, Chili, Ingwer, Salz und Pfeffer zu einem Dressing verrühren. Gedünsteten Fenchel mit Sellerie und Tomatenscheiben auf zwei Tellern anrichten. Mit dem Dressing beträufeln, Fischwürfel darauf verteilen und mit Fenchelgrün und Dill garnieren.

TIPPS **Alternativ zum Seelachs können Sie auch Pangasius verwenden. Dazu schmeckt geröstetes Roggenvollkornbrot oder Fladenbrot.**

HAFER-PAPRIKA-SALAT

1 Die Haferkörner in einem heißen Topf ohne Fett ca. 5 Minuten unter ständigem Rühren rösten. Mit Wasser aufgießen, etwas Salz dazugeben, zum Kochen bringen und zugedeckt bei mittlerer Hitze 30 Minuten köcheln lassen. Ab und zu umrühren.

2 Paprikaschoten waschen, putzen und in kleinere Würfel schneiden. Chilischote waschen, putzen und in feine Ringe schneiden. Spinat waschen, abtropfen lassen, putzen und in einem heißen Topf 2–3 Minuten dünsten.

3 Feta in Würfel schneiden. Knoblauchzehe schälen und grob hacken. Ingwer putzen und fein reiben. Limette waschen, trocken reiben und die Schale abreiben. Anschließend die Limette auspressen.

4 Basilikumblätter kurz abbrausen. Mit Ingwer, Knoblauch, Essig, Olivenöl, Limettensaft und -schale in einen Mixer geben und alles kräftig pürieren.

5 Den gekochten Hafer abgießen. Paprika, Spinat und Chilischote sowie das Basilikum-Dressing zum Getreide geben und alles gut durchmischen. Mit Salz und Pfeffer kräftig würzen und den Salat mindestens 10 Minuten ziehen lassen. Feta-Würfel mit dem Hanföl beträufeln und kurz vor dem Servieren unter den Hafer-Gemüse-Salat mischen.

FÜR 2 PERSONEN

- 🍎 100 g Haferkörner
- 400 ml Wasser
- Salz
- 2 rote Paprikaschoten
- 🍎 ½ Chilischote
- 🍎 150 g Blattspinat
- 150 g Feta
- 🍎 1 Knoblauchzehe
- 🍎 1 Stück Ingwer (2 cm)
- 1 Limette
- 🍎 12 Basilikumblätter
- 2 EL Balsamicoessig
- 🍎 2 EL Olivenöl
- schwarzer Pfeffer
- 1 EL Hanföl

Arbeitszeit: 45 Min.
Zeit zum Durchziehen: 10 Min.

TIPP Den Salat kann man gut am Abend zuvor zubereiten und am nächsten Tag zur Arbeit mitnehmen.

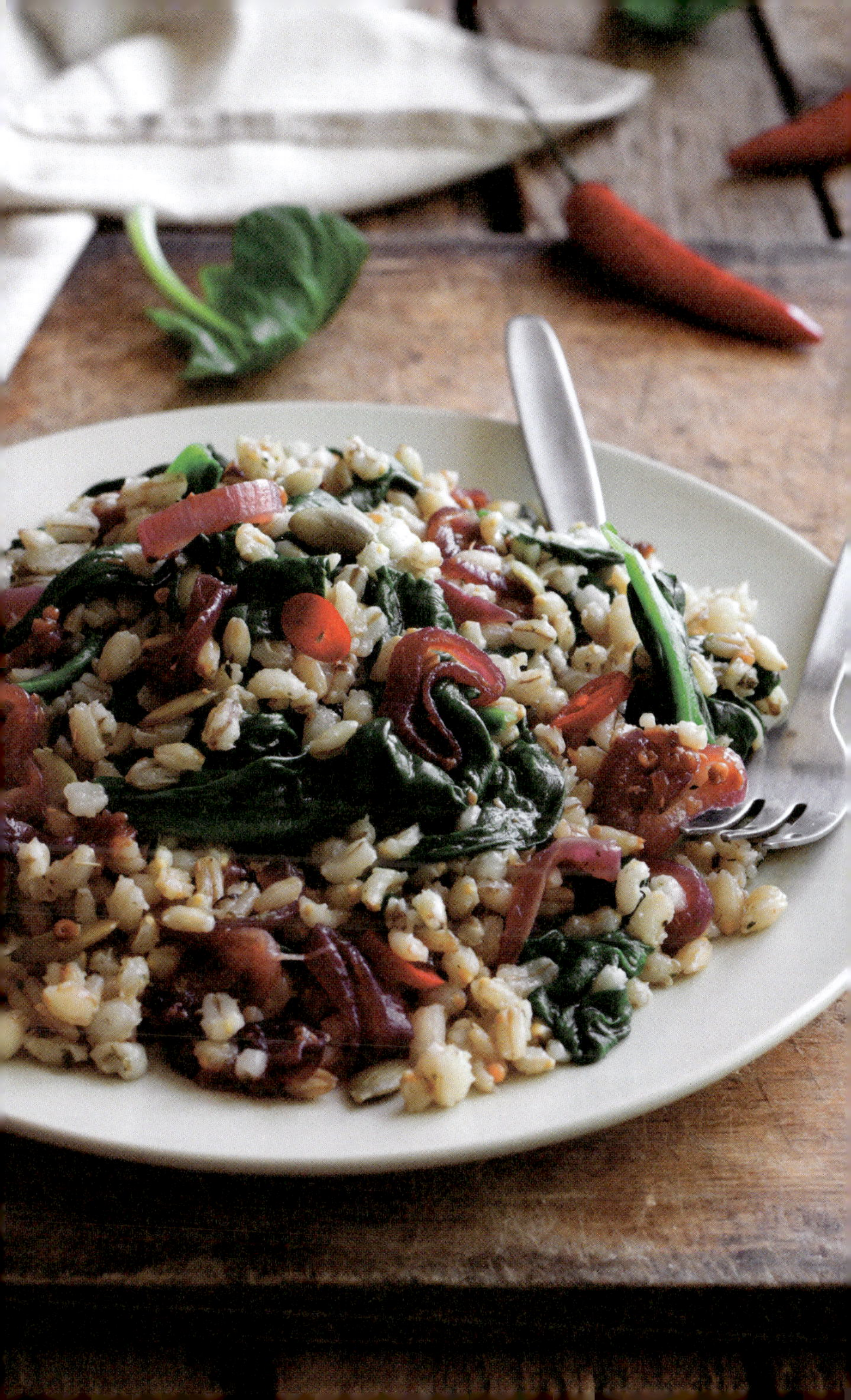

CHAMPIGNON-SCHICHTSALAT

1 Champignons putzen und halbieren. Chilischote waschen, halbieren, entkernen und in kleine Ringe schneiden. In einer Pfanne 1 EL Olivenöl erhitzen und die Pilze darin ca. 2 Minuten anbraten. Essig zugeben, dann unter Rühren das restliche Olivenöl, Chilischote, Thymian und Oregano zufügen. Mit Salz und Pfeffer würzen und ca. 5 Minuten garen. Beiseitestellen und auskühlen lassen. Die Champignons sollten mindestens 1 Stunde in dem Sud marinieren.

2 Salatgurke waschen und in kleinere Würfel schneiden. Schafskäse ebenfalls in kleine Würfel schneiden. Heidelbeeren, Rukola und Cocktailtomaten waschen und gut abtropfen lassen. Rukola in mundgerechte Stücke zupfen, Tomaten halbieren. Walnusskerne grob hacken.

3 Die Zutaten in eine größere Glasschüssel oder in zwei kleinere Gläser einschichten. Beginnen Sie mit den marinierten, etwas abgetropften Champignons. Schichten Sie dann nach und nach Gurkenstücke, Schafskäsewürfel, Rukola, Heidelbeeren und Tomaten ein und beträufeln Sie jede Schicht mit etwas Marinade. Zum Abschluss die gehackten Walnusskerne darübergeben.

FÜR 2 PERSONEN

250 g frische Champignons
½ Chilischote
4–5 EL Olivenöl
2–3 EL Balsamicoessig
1 TL Thymian, getrocknet
1 TL Oregano, getrocknet
Salz, schwarzer Pfeffer
60 g Salatgurke
120 g Schafskäse
100 g Heidelbeeren
50 g Rukola
4 Cocktailtomaten
30 g Walnusskerne

Arbeitszeit: 20 Min.
Marinierzeit: mind. 60 Min.

TIPPS Wenn Sie den Salat mitnehmen möchten, verwenden Sie am besten Gläser mit Schraubverschluss oder Weckgläser; sie lassen sich gut verschließen und transportieren. Die marinierten Champignons können Sie schon am Tag zuvor zubereiten. So können sie gut durchziehen, und die Arbeitszeit verkürzt sich bei der Fertigstellung.

AUBERGINEN UND APRIKOSEN AUF SALAT

FÜR 2 PORTIONEN

6 Aprikosen
2 Knoblauchzehen
1 Aubergine
Meersalz
3 EL Olivenöl
1 Frühlingszwiebel
6 Cocktailtomaten
50 g Rukola
6 Blätter Kopfsalat
30 g Walnusskerne
2 EL Pinienkerne
1 TL Senf
2 EL Balsamicoessig
schwarzer Pfeffer

Arbeitszeit: 25 Min.

1 Aprikosen waschen, entkernen und halbieren. Knoblauch schälen und pressen. Aubergine waschen, halbieren und in 1 cm dicke Scheiben schneiden. Aubergine salzen. Knoblauch und 2 EL Olivenöl miteinander verrühren, die Auberginenscheiben damit bestreichen und kurz durchziehen lassen.

2 Frühlingszwiebel waschen und in feine Ringe schneiden. Tomaten waschen und halbieren. Rukola und Kopfsalat waschen und trocken schleudern.

3 Das restliche Olivenöl in einer Pfanne erhitzen und die Auberginenscheiben darin ca. 5 Minuten von beiden Seiten anbraten. Dann die Aprikosen dazugeben und weitere 5 Minuten braten.

4 Walnusskerne grob hacken. In einer zweiten Pfanne Pinienkerne und Walnusskerne ohne Fett vorsichtig rösten und beiseitestellen.

5 Senf mit Balsamicoessig mischen. Rukola, Frühlingszwiebel und Tomaten in eine Schüssel geben und mit dem Balsamicoessig mischen. Mit Salz und Pfeffer würzen.

6 Auberginen und Aprikosen hinzufügen und durchmischen. Zwei Teller mit den Kopfsalatblättern auslegen und die Rukola-Salatmischung darauf verteilen. Zum Schluss den Auberginen-Aprikosen-Salat mit der Nussmischung bestreuen.

SÜSSKARTOFFEL-POMMES-SALAT

1 Den Backofen auf 180 °C Grad vorheizen. Süßkartoffeln waschen und schälen. Zunächst in 2 cm dicke Scheiben, dann in 1 cm dicke Stifte schneiden. Kartoffelstifte mit 1 TL Kurkuma, Salz und Rapsöl mischen.

2 Kartoffelstifte auf einem mit Backpapier ausgelegten Blech verteilen und ca. 30 Minuten bei 180 °C (Ober- und Unterhitze) backen. Herausnehmen und etwas abkühlen lassen.

3 Währenddessen Romanasalat putzen, waschen und in mundgerechte Stücke zupfen. Erdbeeren waschen, Stielansatz entfernen und die Früchte vierteln. Spargel waschen, putzen und in 2 cm lange Stücke schneiden.

4 Grapefruit gründlich waschen, etwas Schale abreiben, halbieren und die eine Hälfte mit einer Zitruspresse auspressen, die andere Hälfte filetieren. Schnittlauch waschen, trocken schütteln und in Röllchen schneiden. Aus Olivenöl, Grapefruitsaft, Salz, Pfeffer und Ahornsirup ein Dressing rühren.

5 Romanasalat, Erdbeeren und Spargel mit dem Dressing mischen. Den Salat auf Teller verteilen. Die Süßkartoffel-Pommes und die filetierte Grapefruit darauf verteilen. Mit Schnittlauch bestreuen und warm genießen.

FÜR 2 PERSONEN

2 mittelgroße Süßkartoffeln
2 TL Kurkumapulver
Salz
2 EL Rapsöl
½ Romanasalat
50 g Erdbeeren
3 Stangen grüner Spargel
1 Biograpefruit
½ Bund Schnittlauch
2 EL Olivenöl
schwarzer Pfeffer
1 TL Ahornsirup

Arbeitszeit: 35 Min.

TIPP Dazu passt gebratene Putenbrust oder Schafskäse.

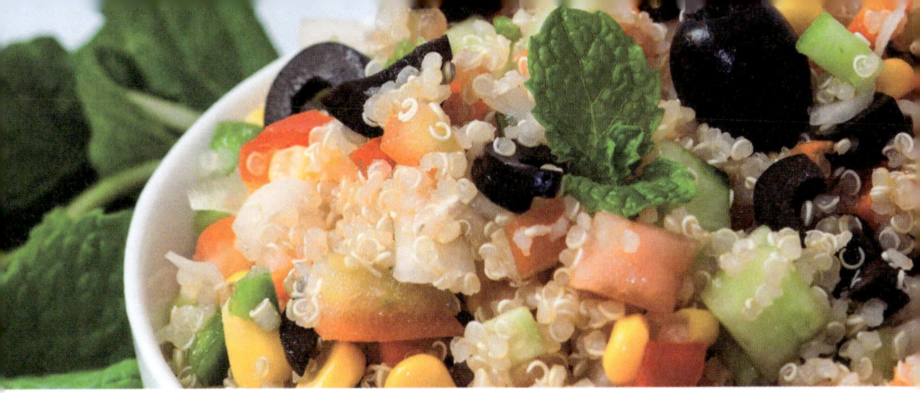

QUINOA-SALAT

1 Ingwer fein würfeln. Zwiebel schälen, fein würfeln. Quinoa mit kaltem Wasser abbrausen und abtropfen lassen.

2 In einem heißen Topf ohne Fett Zwiebel und Ingwer kurz anbraten. Quinoa dazugeben und mit Brühe aufgießen. Aufkochen lassen und bei mittlerer Hitze ca. 20 Minuten garen. In eine Schüssel geben und auskühlen lassen.

3 Tomaten waschen, vierteln, Stielansatz entfernen und das Fruchtfleisch in Würfel scheiden. Oliven in feine Ringe schneiden. Salatgurke waschen, in 1 cm dicke Scheiben schneiden und diese vierteln. Feta in Würfel schneiden.

4 Tomaten, Salatgurke, Oliven und Mais in eine Schüssel geben, mit etwas Salz und Pfeffer würzen. Apfelessig mit Senf und Öl hinzufügen und alles gut miteinander mischen.

5 Quinoa, Feta und Petersilie daruntermischen, mit Salz und Pfeffer abschmecken und mindestens 30 Minuten ziehen lassen. Vor dem Servieren mit Minze bestreuen.

FÜR 2 PERSONEN

1 Stück Ingwer (2 cm)
1 rote Zwiebel
125 g Quinoa
300 ml Gemüsebrühe
2 Tomaten
6 schwarze Oliven
200 g Salatgurke
100 g Feta
2 EL Maiskörner
Meersalz, Pfeffer
2 EL Apfelessig
1 TL Senf
2 EL Olivenöl
1 EL Petersilie, gehackt
einige Minzeblättchen

Arbeitszeit: ca. 40 Min.
Ziehzeit: mind. 30 Min.

GRÜNKOHLSALAT MIT KÖRNERMISCHUNG

1 Walnusskerne fein hacken. In einer heißen Pfanne ohne Fett die Walnusskerne, Pinienkerne, Sonnenblumen- und Kürbiskerne vorsichtig rösten, beiseitestellen.

2 Grünkohl waschen, trocken schütteln und in feine Streifen schneiden. Grünkohl salzen und gut durchkneten. Avocado halbieren und den Kern entfernen. Das Fruchtfleisch aus der Schale lösen, in Würfel schneiden und mit 1 EL Apfelessig beträufeln. Mit den Grünkohlstreifen mischen.

3 Knoblauch und Zwiebel schälen und in feine Würfel schneiden. Ingwer putzen und fein reiben. Apfel waschen, vierteln, Kernhaus entfernen und das Fruchtfleisch in Würfel schneiden.

4 In einer heißen Pfanne das Olivenöl erhitzen und Knoblauch, Zwiebeln, Ingwer und Apfel darin ca. 3–5 Minuten dünsten. Mit dem restlichen Apfelessig beträufeln und etwas salzen und pfeffern. Zur Seite stellen, kurz abkühlen lassen und die Nussmischung darunterrühren.

5 Den Grünkohl-Avocado-Salat abschmecken, auf Tellern anrichten und die Apfel-Nuss-Mischung darüber verteilen.

FÜR 2 PERSONEN

- 🍎 40 g Walnusskerne
- 🍎 2 EL Pinienkerne
- 🍎 2 EL Sonnenblumenkerne
- 2 EL Kürbiskerne
- 🍎 6–8 Grünkohlblätter
- Salz
- 1 Avocado
- 2 EL Apfelessig
- 🍎 1 Knoblauchzehe
- 🍎 ½ rote Zwiebel
- 🍎 1 Stück Ingwer (2 cm)
- 1 Apfel
- 🍎 1 EL Olivenöl
- schwarzer Pfeffer

Arbeitszeit: 30 Min.

TIPP Dazu schmeckt gegrillter Ziegenkäse sehr gut. Dafür Ziegenkäsetaler auf ein mit Backpapier ausgelegtes Backblech legen und im Backofen bei Grillstufe wenige Minuten überbacken.

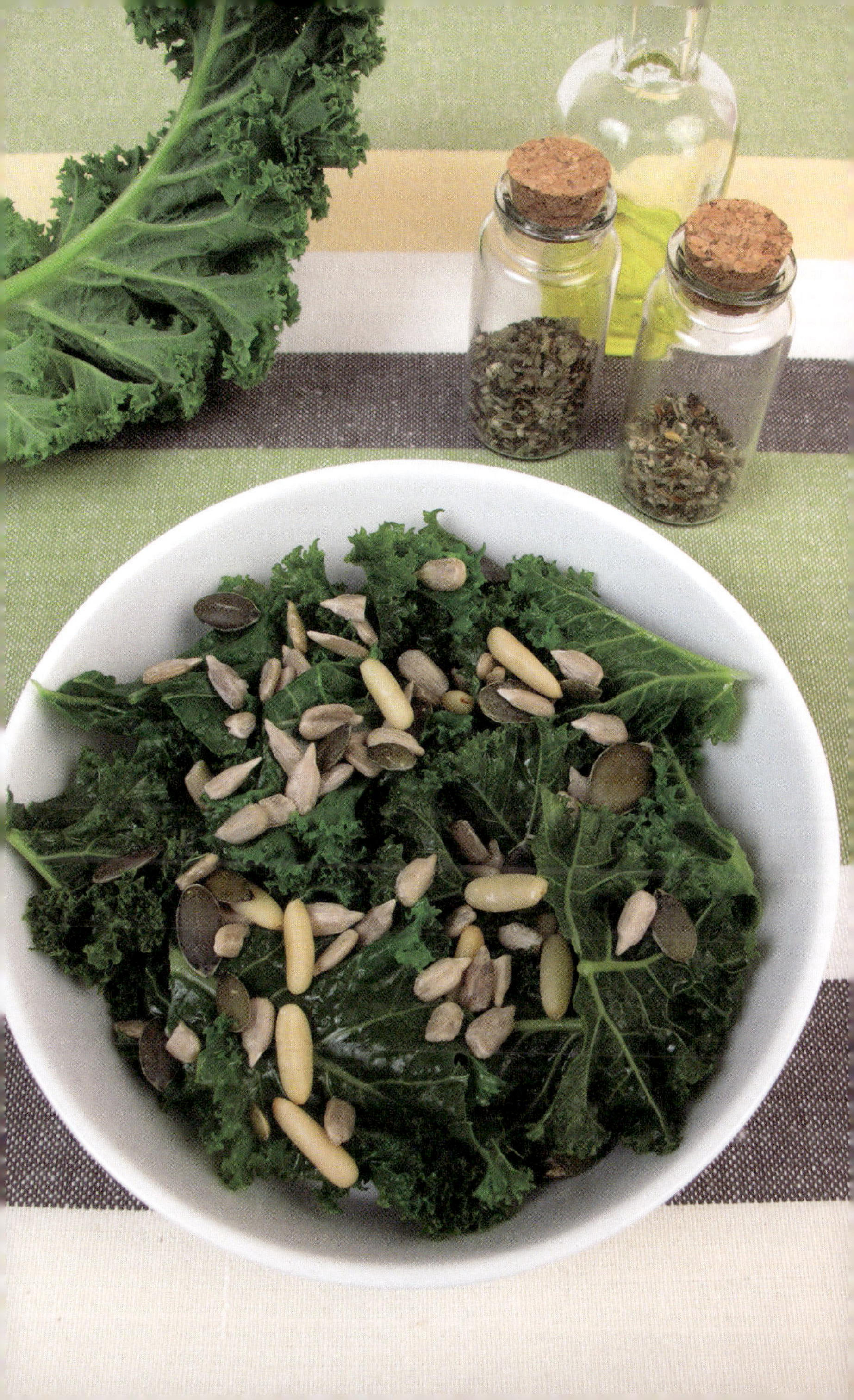

WEISSKOHL-KAROTTEN-SALAT MIT KÖRNERN

1 Weißkohl putzen, den Strunk entfernen und den Kohl in feine Streifen schneiden. In ein Sieb geben, kurz abbrausen, abtropfen lassen und in eine Schüssel geben. Salzen und kräftig mit den Händen durchkneten. Anschließend zugedeckt mindestens 20 Minuten ziehen lassen.

2 Karotten waschen, schälen und in feine Stifte schneiden. Apfel waschen, vierteln, Kernhaus entfernen und das Fruchtfleisch in Würfel schneiden. Orange schälen und filetieren.

3 In einer heißen Pfanne Sonnenblumenkerne, Sesam und Pinienkerne ohne Fett vorsichtig rösten, bis sie etwas Farbe annehmen. Beiseitestellen.

4 Weißkohl mit Karotten und Apfel mischen. Essig und Öl daruntermischen und die Körner dazugeben. Den Salat gut mischen und mit den Orangen garnieren.

FÜR 2 PERSONEN

- 300 g Weißkohl
- 1 - 2 TL Salz
- 2 Karotten
- 1 Apfel
- 1 Orange
- 2 EL Sonnenblumenkerne
- 2 EL Sesamsamen
- 2 EL Pinienkerne
- 3 EL Weißweinessig
- 2 EL Walnussöl

Arbeitszeit: 25 Min.

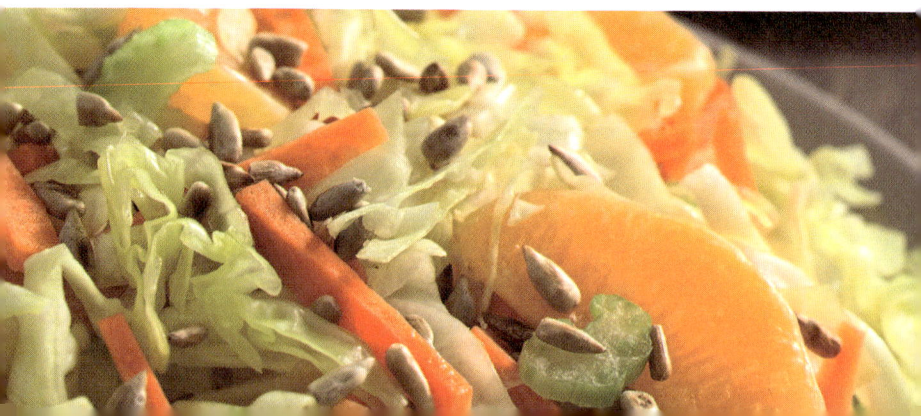

RINDFLEISCH-MEERRETTICH-SALAT

FÜR 2 PORTIONEN

200 g gekochtes Rindfleisch (Suppenfleisch oder Tafelspitz)
1 Knolle Rote Bete, gegart
2 Karotten
1 Stangensellerie
1 Apfel
½ Bund Schnittlauch
2 EL Olivenöl
2 EL Apfelessig
1 TL Senf
1 TL Meerrettich, frisch gerieben
Salz, Pfeffer

Arbeitszeit: 20 Minuten
Zeit zum Durchziehen: 60 Min.

1 Gekochtes Rindfleisch in dünne Scheiben schneiden. Rote Bete in feine Stifte schneiden. Karotten waschen, schälen und ebenfalls in feine Stifte schneiden. Stangensellerie waschen, putzen und in feine Ringe schneiden.

2 Apfel waschen, vierteln und Kernhaus entfernen. Eine Hälfte des Apfels in Stifte schneiden, die andere fein reiben. Schnittlauch waschen, trocken schütteln und in feine Röllchen schneiden.

3 Aus Olivenöl, Apfelessig, Senf, Meerrettich, geriebenem Apfel, Salz und Pfeffer eine Marinade zubereiten.

4 Rindfleisch, Rote Bete, Karotten, Sellerie und Apfelstifte miteinander mischen und die Marinade darüberträufeln. Umrühren und alles mindestens 1 Stunde ziehen lassen. Vor dem Servieren mit Schnittlauch bestreuen.

TIPP Kochen Sie das Rindfleisch am besten einen Tag zuvor in Gemüsebrühe. Dann können Sie das Fleisch zum Teil als Suppeneinlage verwenden, aus dem anderen Teil bereiten Sie diesen Salat zu.

WEISSKOHL-ROTE-LINSEN-SALAT

FÜR 2 PERSONEN

- 1 Stück Ingwer (2 cm)
- 50 g rote Linsen
- 200 g Weißkohl
- Meersalz
- 1 EL Sonnenblumenkerne
- 1 Apfel
- 2 EL Apfelessig
- 2 EL Walnussöl
- 50 ml Gemüsebrühe
- schwarzer Pfeffer
- 1 EL Schnittlauch, geschnitten

Arbeitszeit: 20 Min.
Zeit zum Durchziehen: 30 Min.

1 Ingwer putzen und fein reiben. Linsen unter fließend kaltem Wasser abbrausen und zusammen mit dem Ingwer in kochendem Wasser in 15 Minuten bissfest garen. Abgießen und abtropfen lassen.

2 Weißkohl waschen, den harten Strunk entfernen und die Kohlblätter in feine Streifen schneiden. Salzen und gut durchkneten.

3 Sonnenblumenkerne in einer heißen Pfanne ohne Fett kurz rösten und beiseitestellen. Apfel waschen, vierteln, Kernhaus entfernen und das Fruchtfleisch in dünne Spalten schneiden.

4 Aus Essig, Walnussöl, Gemüsebrühe, Salz und Pfeffer eine Marinade zubereiten. Linsen, Weißkohl und Apfelspalten mit der Marinade vermischen und 30 Minuten ziehen lassen.

5 Den Salat vor dem Servieren mit den gerösteten Sonnenblumenkernen und dem Schnittlauch bestreuen.

INFOS Essig wurde bereits vor mehr als 5000 Jahren für medizinische Zwecke eingesetzt, insbesondere bei Entzündungen, Fieber oder auch um Wunden zu säubern oder Schwellungen zu lindern. Apfelessig, der die wertvollen Inhaltsstoffe des Apfels enthält, wirkt antibakteriell und kommt dem Darm und der Haut zugute. Außerdem regen die enthaltenen sekundären Pflanzenstoffe mit ihrer antioxidativen Wirkung den Stoffwechsel und das Immunsystem an.

TOMATENSUPPE MIT SESAM-MOZZARELLA

FÜR 2 PORTIONEN

- **200 g Tomaten**
- **1 rote Zwiebel**
- **1 Knoblauchzehe**
- **4 - 5 EL Olivenöl**
- **2 EL Teffmehl**
- **500 ml Gemüsebrühe**
- **1 Thymianzweig**
- **10 Basilikumblätter**
- **1 EL Pinienkerne**
- **Salz, schwarzer Pfeffer**
- **1 Msp. Chilipulver**
- **100 g Mozzarella**
- **2 EL Sesamsamen**

Arbeitszeit: 30 Min.

1 Tomaten enthäuten. Dafür die Tomaten gegenüber dem Stielansatz kreuzweise einschneiden. Die Tomaten kurz in kochendes Wasser legen, die Haut platzt auf und kann dann leicht entfernt werden.

2 Die Tomaten vierteln, Stielansatz entfernen und das Fruchtfleisch würfeln. Zwiebel und Knoblauch schälen. Zwiebel fein würfeln und den Knoblauch durch eine Knoblauchpresse drücken.

3 In einem Topf 1 EL Olivenöl erhitzen und Zwiebel und Knoblauch darin kurz dünsten. Das Teffmehl unter Rühren dazugeben, die Tomaten zufügen und mit der Gemüsebrühe aufgießen. Alles zum Kochen bringen und bei mittlerer Hitze ca. 10 Minuten köcheln lassen.

4 Thymianzweig waschen. Die Spitzen abzupfen und zusammen mit den Basilikumblättern, 2 EL Olivenöl und Pinienkernen in einen Mixer geben und gut pürieren.

5 Die Tomatensuppe mit einem Pürierstab mixen und mit Salz, Pfeffer und Chilipulver abschmecken. Kurz vor dem Servieren die Basilikum-Thymian-Mischung unter die Suppe rühren.

6 Den Mozzarella abtropfen lassen und in 1 cm dicke Scheiben schneiden. Den Sesam auf einen Teller geben und darin den Mozzarella wenden. In einer Pfanne das restliche Olivenöl erhitzen und die Mozzarellascheiben darin von beiden Seiten anbraten. Die Suppe mit den Mozzarella-Sesam-Scheiben servieren.

GRÜNE SUPPE

FÜR 2 PERSONEN

- 1 rote Zwiebel
- 2 Knoblauchzehen
- 1 Kartoffel
- 1 EL Kokosöl
- 500 ml Wasser
- 150 g Brokkoli
- ½ Stange Lauch
- 1 Selleriestange
- ½ Bund Petersilie
- ½ Bund Schnittlauch
- Salz und Pfeffer
- 1 EL Gemüsebrühepulver
- 1-2 EL Mandelblättchen

Arbeitszeit: ca. 30 Min.

1 Zwiebel und Knoblauch schälen und in feine Würfel schneiden. Kartoffel waschen, schälen und in Würfel schneiden.

2 In einem Topf das Kokosöl erhitzen. Zwiebel und Knoblauch darin glasig dünsten. Kartoffel dazugeben, kurz dünsten und mit dem Wasser aufgießen. Die Suppe zum Kochen bringen und ca. 8 Minuten bei mittlerer Hitze köcheln lassen.

3 Den Brokkoli waschen, putzen und in kleine Röschen teilen. Lauch und Selleriestange waschen, putzen und in feine Ringe schneiden. Petersilie und Schnittlauch waschen. Die Petersilie grob hacken und den Schnittlauch in feine Röllchen schneiden.

4 Brokkoli, Lauch, Sellerie und Petersilie nach 8 Minuten zu der Suppe geben und das Ganze weitere 5 Minuten köcheln lassen.

5 Mit einem Schaumlöffel etwas Gemüse aus der Suppe herausnehmen und auf einem Teller beiseitestellen. Die Suppe mit einem Pürierstab mixen. Die Suppe mit Salz, Pfeffer und dem Gemüsebrühepulver abschmecken. Das beiseitegelegte Gemüse dazugeben und die Suppe auf Teller verteilen. Mit Schnittlauchröllchen und Mandelblättchen bestreuen.

TIPPS **Die Suppe ist eine leckere Vorspeise. Wer sie als Hauptgericht essen möchte, kann sie noch ergänzen, z.B. mit Schafs- oder Ziegenkäsewürfeln oder mit Lachsstückchen. Dafür 200 g Lachsfilet salzen, pfeffern und kurz (2–3 Minuten je Seite) in einer heißen Pfanne von beiden Seiten braten, in Würfel schneiden und in die Suppe geben.**

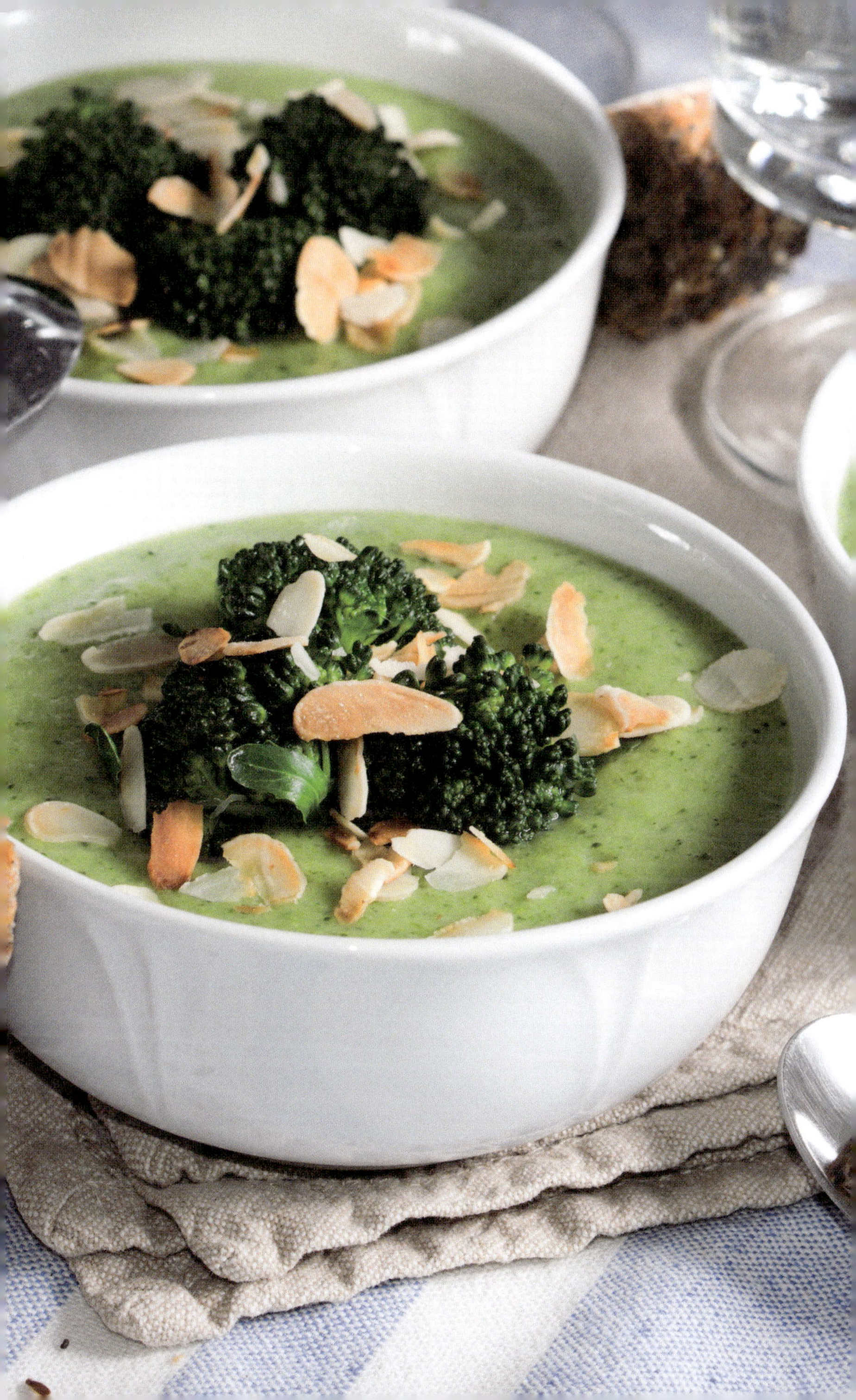

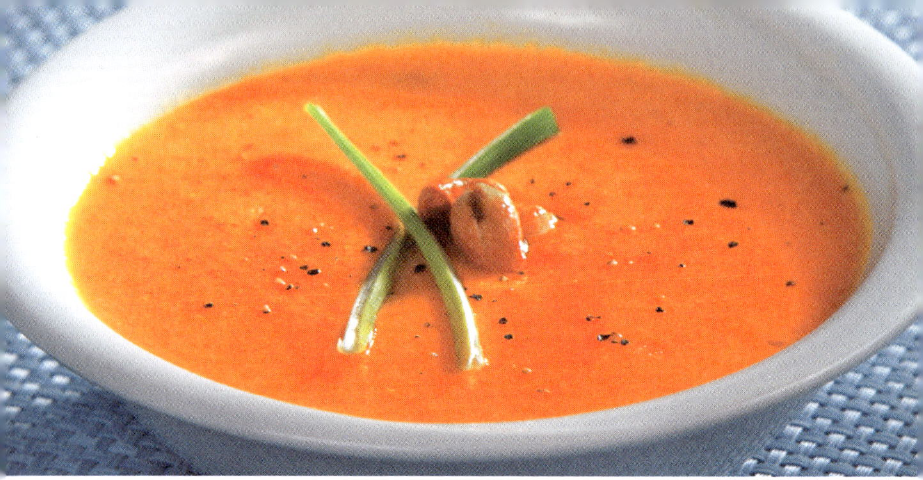

KAROTTEN-CASHEW-SUPPE MIT LEINÖL

1 Cashewkerne ca. 20 Minuten in kaltem Wasser einweichen. Karotten waschen, schälen und klein schneiden. Zwiebel schälen und fein würfeln. Ingwer putzen und fein reiben.

2 In einem Topf das Kokosöl erhitzen. Zwiebel und Ingwer darin ca. 2 Minuten bei schwacher Hitze dünsten. Karotten und Kurkuma dazugeben und unter Rühren weitere 4–5 Minuten dünsten. Mit der Brühe aufgießen und bei mittlerer Hitze ca. 20 Minuten garen. Die Suppe mit einem Pürierstab mixen und mit Salz, Pfeffer und Muskatnuss abschmecken.

3 Cashewkerne abgießen und mit 2–3 EL frischem Wasser im Mixer pürieren. Cashewmus unter die Karottensuppe rühren, dies verleiht der Karottensuppe eine cremige Konsistenz.

4 Die Suppe auf Teller verteilen. Mit Schnittlauchhalmen garnieren und mit Leinöl beträufeln.

FÜR 2 PERSONEN

50 g Cashewkerne
250 g Karotten
1 rote Zwiebel
1 Stück Ingwer (2 cm)
1 EL Kokosöl
1 TL Kurkumapulver
500 ml Gemüsebrühe
Salz, schwarzer Pfeffer
etwas Muskatnuss
etwas Schnittlauch
1 EL Leinöl

Arbeitszeit: 35 Min.

CREMIGE ASIATISCHE WEISSKOHLSUPPE

1 Weißkohl putzen, den Strunk entfernen und in feine Streifen schneiden. In ein Sieb geben und kurz waschen.

2 Karotten schälen und in dünne Stifte schneiden. Sellerie waschen, putzen und in feine Ringe schneiden. Ingwer putzen und schälen. Knoblauch schälen und beides fein hacken. Geräucherten Tofu in Würfel schneiden.

3 In einem Topf das Kokosöl erhitzen. Knoblauch und Ingwer darin leicht dünsten. Anschließend Weißkohl, Karotten, Sellerie, Kurkuma und Curry dazugeben und unter Rühren 3 Minuten dünsten.

4 Mit der Gemüsebrühe aufgießen, alles zum Kochen bringen und bei mittlerer Hitze ca. 15 Minuten köcheln lassen.

5 Nach der Garzeit ein Drittel der Suppe in eine Schüssel geben. Die restliche Suppe mit einem Pürierstab mixen. Anschließend die zur Seite gestellte Suppe wieder daruntermischen.

6 Kokosmilch und Tofu unterrühren und alles mit Salz und Pfeffer abschmecken. Kurz vor dem Servieren die Suppe mit der gehackten Petersilie bestreuen.

FÜR 2 PORTIONEN

300 g Weißkohl
200 g Karotten
1 Stangensellerie
1 Stück Ingwer (ca. 2 cm)
1 Knoblauchzehe
100 g Tofu, geräuchert
1 EL Kokosöl
1 TL Kurkumapulver
½ TL Currypulver
400 ml Gemüsebrühe
100 ml Kokosmilch
Salz, schwarzer Pfeffer
1 EL Petersilie, gehackt

Arbeitszeit: ca. 50 Min.

TIPP **Damit nicht so viel Weißkohl übrig bleibt, können Sie die Suppe auch in größerer Menge auf Vorrat kochen und ohne Kokosmilch und Tofu einfrieren.**

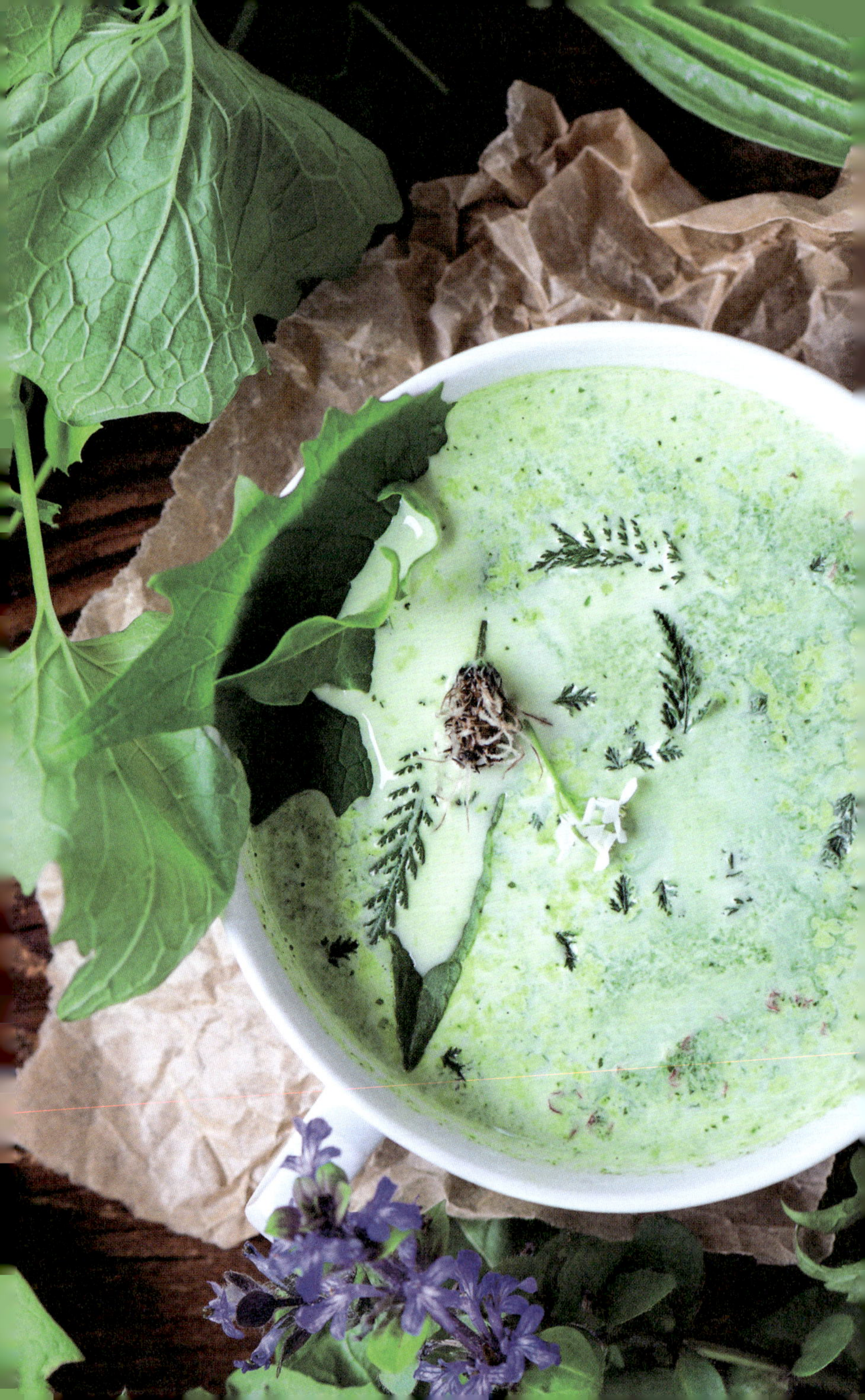

WILDKRÄUTER-SUPPE MIT WALNUSSKERNEN

FÜR 2 PORTIONEN

250 g Kartoffeln
1 Karotte
1 rote Zwiebel
1 EL Rapsöl
500 ml Gemüsebrühe
150 g Wildkräuter (z. B. Löwenzahn, Brennnessel oder Bärlauch)
½ Bund Petersilie
Salz, Pfeffer, Muskatnuss
2 EL Sahne
100 g Walnusskerne

Arbeitszeit: 35 Min.

1 Kartoffeln waschen, schälen und in Würfel schneiden. Karotte waschen, schälen und in dünnere Scheiben schneiden. Zwiebel schälen und in feine Würfel schneiden.

2 In einem Topf das Rapsöl erhitzen. Kartoffeln, Zwiebel und Karotte darin einige Minuten dünsten. Die Gemüsebrühe aufgießen, zum Kochen bringen und das Ganze bei mittlerer Hitze ca. 10 Minuten zugedeckt köcheln lassen.

3 Wildkräuter und Petersilie waschen, trocken schütteln und grob hacken. Walnusskerne grob hacken. Nach 10 Minuten die gehackten Wildkräuter und Petersilie zur Suppe geben und diese weitere 10 Minuten köcheln lassen. Die Suppe pürieren und mit Salz, Pfeffer und Muskatnuss abschmecken.

4 Kurz vor dem Servieren die Sahne unterrühren. Die Suppe auf Teller verteilen und die gehackten Walnusskerne darüberstreuen.

TIPPS **Für die Suppe verwenden Sie am besten die Wildkräuter, die gerade Saison haben.**
Die Suppe kann man zusätzlich mit Tofuwürfeln bereichern.

SCHARFE SPROSSENSUPPE

1 Spinat verlesen, waschen, trocken schütteln und grob hacken. Frühlingszwiebeln putzen, waschen und in feine Ringe schneiden. Kohlrabi waschen und putzen. Kohlrabigrün hacken und beiseitelegen. Kohlrabi zuerst in feine Scheiben und dann in dünne Streifen schneiden. Mit Salz und Pfeffer würzen.

2 Chilischote längs halbieren, die Kerne entfernen und die Schote in feine Ringe schneiden. Sojasprossen abgießen und abtropfen lassen. Radieschensprossen kurz waschen und abtropfen lassen.

3 Knoblauchzehe schälen und durch eine Knoblauchpresse drücken. Ingwer putzen und fein reiben.

4 In einem heißen Topf ohne Fett die Frühlingszwiebeln mit Knoblauch und Ingwer unter Rühren anbraten. Kohlrabi und etwas zerdrückte Zitronengrasstange zugeben und mit der Brühe aufgießen, aufkochen und 3 Minuten köcheln lassen.

5 Spinat, Sojasprossen und Chilischote daruntermischen und weitere 3 Minuten köcheln lassen. Die Suppe mit Salz, Pfeffer und Balsamicoessig abschmecken.

6 Kurz vor dem Servieren die Suppe mit Radieschensprossen (alternativ Kresse), Koriander und Kohlrabigrün bestreuen und mit Hanföl beträufeln.

FÜR 2 PERSONEN

- 100 g Spinat
- 2 Frühlingszwiebeln
- 150 g Kohlrabi
- Salz, schwarzer Pfeffer
- 1 rote Chilischote
- 150 g Sojasprossen (aus der Dose)
- 10 g Radieschensprossen (frisch; alternativ etwas frische Kresse)
- 1 Knoblauchzehe
- 1 Stück Ingwer (2 cm)
- ½ Stange Zitronengras
- 500 ml Gemüsebrühe
- 1 EL Balsamicoessig
- 4–6 Korianderblätter
- 1 EL Hanföl

Arbeitszeit: ca. 30 Min.

KALTE AVOCADOSUPPE

1 Avocado halbieren, Kern entfernen und das Fruchtfleisch aus der Schale lösen. Schalotte putzen und in Würfel schneiden. Limette waschen und trocken reiben. Die Schale abreiben und den Saft auspressen.

2 Dill waschen, trocken schütteln und klein hacken. Cocktailtomaten waschen und halbieren. Pinien- und Sonnenblumenkerne in einer heißen Pfanne ohne Fett vorsichtig rösten, beiseitestellen und auskühlen lassen.

3 Avocadofruchtfleisch mit Schalotte, Joghurt, Mineralwasser, Limettensaft und -schale kräftig mixen. Petersilie und Olivenöl hinzufügen und erneut mixen. Mit Salz und Pfeffer abschmecken. Die Suppe in Schalen füllen, Kernemischung darüberstreuen und mit gehacktem Dill und Tomaten garnieren.

FÜR 1 PERSON

1 reife Avocado
1 Schalotte
1 Limette
2 Stängel Dill
2–3 Cocktailtomaten
1 EL Pinienkerne
1 EL Sonnenblumenkerne
125 g Naturjoghurt (3,5% Fett)
250 ml kaltes Mineralwasser mit Kohlensäure
1 EL Petersilie, gehackt
1 EL Olivenöl
Meersalz, schwarzer Pfeffer

Arbeitszeit: 15 Min.

TIPP **Die Suppe ist sehr cremig und kann nachdicken. Bei Bedarf kohlensäurehaltiges Mineralwasser dazugeben.**

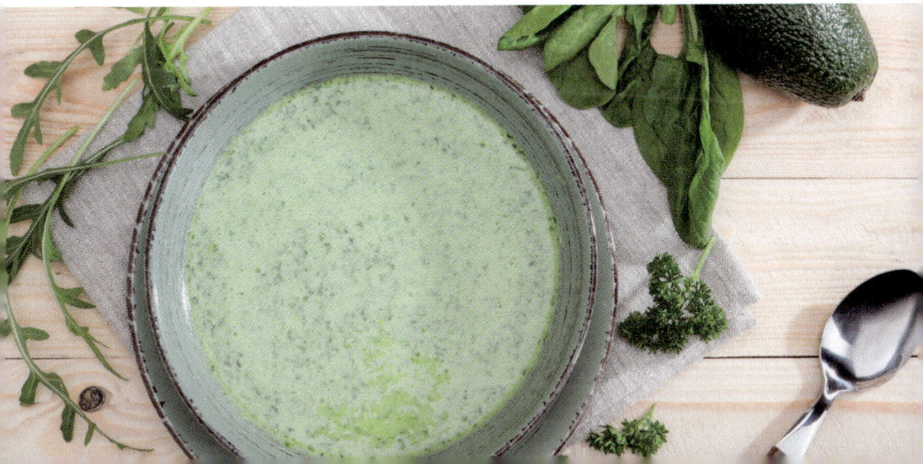

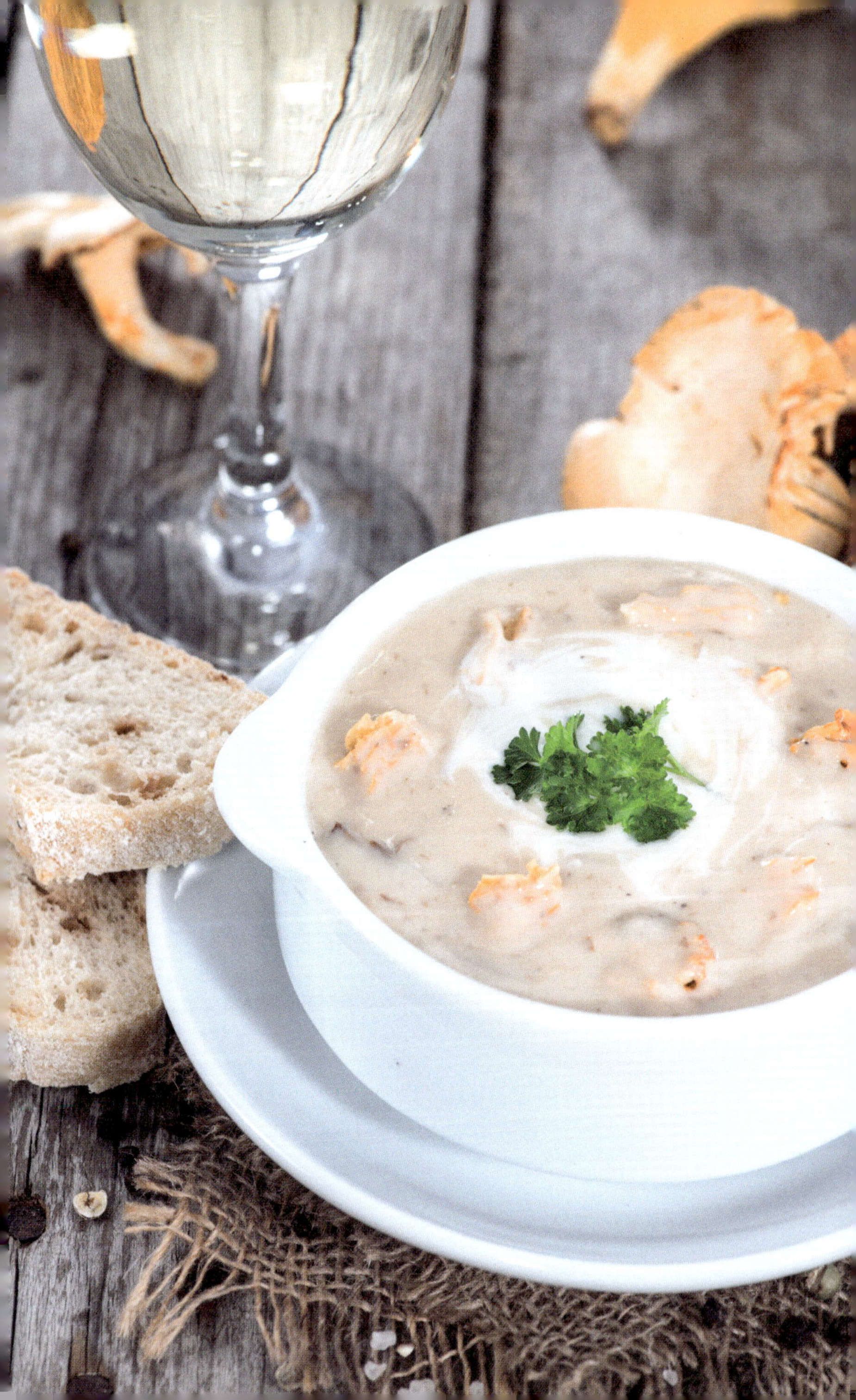

QUINOA-SUPPE MIT STEINPILZEN

1 Quinoa in ein Haarsieb geben, mit kaltem Wasser abbrausen und abtropfen lassen. Quinoa mit der Hälfte der Gemüsebrühe in einen Topf geben, aufkochen lassen und bei mittlerer Hitze ca. 20 Minuten köcheln lassen.

2 Zwiebel und Knoblauch schälen und fein hacken. Pilze putzen und fein schneiden. Lauch putzen, waschen und in feine Ringe schneiden.

3 In einem Topf das Olivenöl erhitzen und die Zwiebel und den Knoblauch glasig dünsten. Pilze, Lauch und Kurkuma dazugeben und mit der restlichen Gemüsebrühe aufgießen, kurz aufkochen lassen und bei kleiner Hitze 8–10 Minuten köcheln lassen.

4 Die Hälfte der Pilz-Lauch-Mischung zur gekochten Quinoa geben und mit einem Pürierstab kräftig mixen. Anschließend den Rest der Mischung unterrühren und mit Salz und Pfeffer abschmecken. Vor dem Servieren mit der gehackten Petersilie bestreuen.

FÜR 2 PORTIONEN

125 g Quinoa
500 ml Gemüsebrühe
1 rote Zwiebel
1 Knoblauchzehe
200 g Steinpilze (oder andere frische Pilze)
1 Stange Lauch
1 EL Olivenöl
½ TL Kurkumapulver
Meersalz, schwarzer Pfeffer
1 EL Petersilie, gehackt

Arbeitszeit: ca. 30 Min.

LINSEN-KAROTTEN-SUPPE

FÜR 2 PERSONEN

- 100 g rote Linsen
- 200 g Karotten
- 1 rote Zwiebel
- 1 Knoblauchzehe
- 1 Stück Ingwer (2 cm)
- 3–4 Thymianzweige
- 1 EL Olivenöl
- 1 TL Kurkumapulver
- 1 Msp. Chilipulver
- 600 ml Gemüsebrühe
- Meersalz, schwarzer Pfeffer
- 2 EL Walnussöl

Arbeitszeit: 40 Min.

1 Rote Linsen in ein Haarsieb geben, mit kaltem Wasser abbrausen und abtropfen lassen. Karotten waschen, schälen und in kleinere Würfel schneiden. Zwiebel und Knoblauch schälen und in feine Würfel schneiden.

2 Den Ingwer putzen und fein raspeln. Die Thymianzweige kurz waschen, trocken schütteln und Thymianspitzen vorsichtig abzupfen.

3 In einem Topf das Olivenöl erhitzen und Zwiebel, Knoblauch, Ingwer, Kurkuma und Chilipulver kurz andünsten. Unter Rühren Karotten und Linsen zugeben und mit der Gemüsebrühe aufgießen. Die Suppe bei mittlerer Hitze 20 Minuten köcheln lassen.

4 Die Suppe mit einem Pürierstab mixen und mit Salz und Pfeffer abschmecken. Die Suppe in Suppentassen füllen und mit Walnussöl beträufeln. Mit Thymian bestreuen.

INFO Die klassischen braunen Linsen haben in den letzten Jahren viel Konkurrenz bekommen. Rote, gelbe, grüne oder schwarze Linsen, geschält oder ungeschält, findet man mittlerweile überall. Während die ungeschälten Linsen nährstoffreicher und geschmacksintensiver sind, sind die geschälten Linsen leichter verdaulich. Beide Varianten bieten eine Vielfalt an Zubereitungsmöglichkeiten.

Tipp Bei Gerichten mit Linsen und Hülsenfrüchten lohnt es sich, gleich mehr zu kochen und übrige Portionen einzufrieren.

BROKKOLI-CHAMPIGNON-TORTILLA

FÜR 2 PORTIONEN

250 g Kartoffeln
150 g Brokkoli
Salz
100 g Champignons
5 schwarze Oliven ohne Stein
1 Knoblauchzehe
1 EL Olivenöl
½ TL Kurkumapulver
2 Eier
schwarzer Pfeffer
Muskatnuss

Arbeitszeit: 40 Min. (25 Min. bei Verwendung bereits gekochter Kartoffeln)
Backzeit: 30–40 Minuten

1 Kartoffeln waschen, in heißes Wasser geben und zugedeckt 20 Minuten gar kochen. Wasser abgießen und die Kartoffeln abkühlen lassen. Dann schälen und in dickere Scheiben schneiden.

2 Brokkoli waschen, putzen und in kleine Röschen teilen. Den Strunk schälen und in dünne Scheiben schneiden. Anschließend in kochendem Salzwasser 5 Min. garen. Das Wasser abgießen und den Brokkoli abtropfen lassen.

3 Den Backofen auf 200 °C Ober- und Unterhitze vorheizen. Champignons putzen und in Scheiben schneiden. Oliven in Scheiben schneiden. Knoblauch schälen und durch eine Knoblauchpresse drücken.

4 In einer Pfanne 1 EL Olivenöl erhitzen und die Kartoffeln goldbraun anbraten. Eine feuerfeste Auflaufform mit etwas Öl einfetten. Die gebratenen Kartoffeln mit Brokkoli, Champignons, Oliven, Knoblauch und Kurkuma miteinander mischen und in die Auflaufform geben.

5 Eier verquirlen und kräftig mit Salz, Pfeffer und Muskatnuss würzen. Über das Gemüse gießen, glatt streichen und im vorgeheizten Ofen (oder bei 180 °C Umluft) in 30–40 Minuten backen.

TIPP **Die Tortilla schmeckt warm oder kalt.**

THAI-SPROSSENGEMÜSE

1 Mangold und Chinakohl waschen, trocken schütteln, die dicken Stängel entfernen und die Blätter in feine Streifen schneiden.

2 Karotte waschen, schälen und in feine Stifte schneiden. Knoblauch schälen, Ingwer putzen und beides in feine Würfel schneiden.

3 Chilischote waschen, längs halbieren, die Samen entfernen und die Schote in feine Ringe schneiden. Apfel waschen, vierteln, Kernhaus entfernen und das Fruchtfleisch in Würfel schneiden. Sojasprossen abgießen und abtropfen lassen. Koriander waschen, trocken schütteln, und grob hacken.

4 In einem größeren Topf oder Wok das Kokosöl erhitzen und Knoblauch, Ingwer und Karotte unter Rühren darin anbraten. Kurkuma und Curry dazugeben, mit Gemüsebrühe aufgießen und bei geschlossenem Deckel 5 Minuten garen lassen.

5 Mangold, Chinakohl, Chilischote, Apfel und Sojasprossen dazugeben und weitere 3 Minuten köcheln. Das Ganze mit Apfelessig, Pfeffer und Kokosmilch abschmecken. Kurz vor dem Servieren mit den gehackten Korianderblättern bestreuen.

FÜR 2 PERSONEN

- 150 g Mangold
- 100 g Chinakohl
- 1 Karotte
- 1 Knoblauchzehe
- 1 Stück Ingwer (2 cm)
- 1 rote Chilischote
- 1 Apfel
- 150 g Sojasprossen (aus dem Glas)
- 4–6 Korianderblätter
- 1 EL Kokosöl
- 1 TL Kurkumapulver
- 1 TL Currypulver
- 100 ml Gemüsebrühe
- 2 EL Apfelessig
- schwarzer Pfeffer
- 2 EL Kokosmilch

Arbeitszeit: 30 Min.

TIPPS Alternativ können Sie das Thai-Sprossengemüse auch mit fein geschnittenem Grünkohl, Fenchel und Paprika zubereiten.

Das Gemüse eignet sich sehr gut zum Mitnehmen, z.B. in einem Thermobehälter mit größerer Einfüllöffnung.

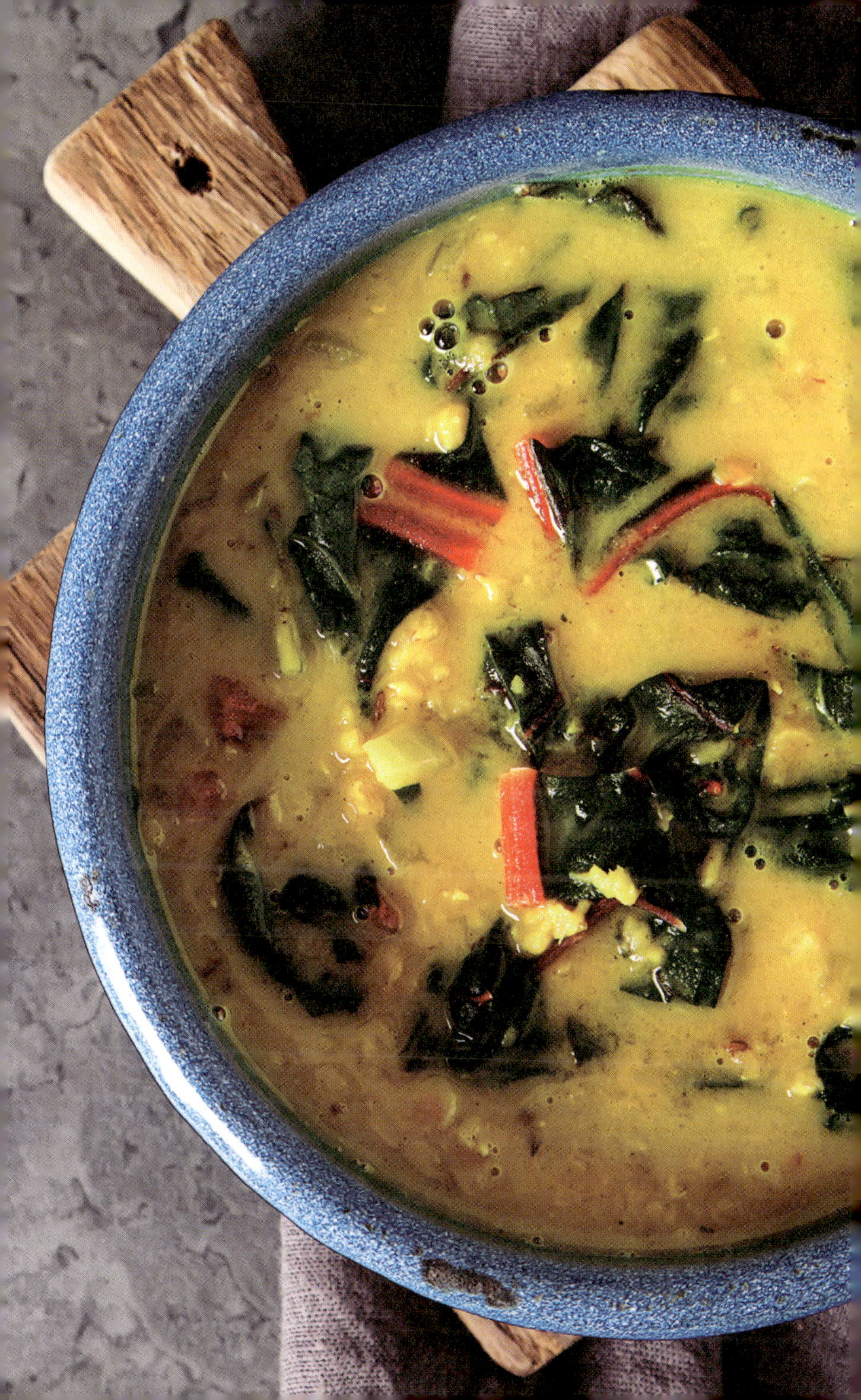

BLUMENKOHL-BROKKOLI-CURRY MIT TOFU (FOTO RECHTS)

FÜR 2 PERSONEN

- 350 g Blumenkohl
- 350 g Brokkoli
- 1 rote Zwiebel
- 1 Knoblauchzehe
- 1 rote Chilischote
- 2 EL Kokosöl
- 1 TL Currypulver
- 1 TL Kurkumapulver
- 200 ml Gemüsebrühe
- 30 g Walnusskerne
- 200 g Tofu
- Salz, schwarzer Pfeffer
- 2 EL Kokosmilch
- 4–6 Korianderblätter

Arbeitszeit: ca. 35 Min.

1 Blumenkohl und Brokkoli waschen, putzen und in kleine Röschen teilen. Die Brokkolistiele gegebenenfalls schälen und in feine Streifen schneiden.

2 Zwiebel und Knoblauchzehe schälen und fein würfeln. Chilischote waschen, putzen, längs halbieren, entkernen und in feine Ringe schneiden.

3 In einem Topf 1 EL Kokosöl erhitzen. Zwiebel und Knoblauchzehe darin 2–3 Minuten anbraten, mit Curry- und Kurkumapulver bestreuen. Brokkoli und Blumenkohl zugeben, mit der Gemüsebrühe aufgießen und ca. 10 Minuten bei mittlerer Hitze köcheln lassen.

4 Walnusskerne grob hacken. Tofu in Würfel schneiden. Das restliche Kokosöl in einer Pfanne erhitzen und die Tofuwürfel darin anbraten, mit Salz und Pfeffer würzen. Chilischote zum Blumenkohl-Brokkoli-Curry geben und mit Salz, Pfeffer und Kokosmilch abschmecken.

5 Kurz vor dem Servieren die angebratenen Tofuwürfel daruntermischen. Mit Walnusskernen bestreuen und mit Korianderblättern garnieren.

TIPP **Tofu kann man über Nacht in eine Marinade aus 2 EL Balsamicoessig, 2 EL Olivenöl, 1 EL Sojasauce, Salz und Pfeffer einlegen. Dadurch wird der Tofu fein würzig.**

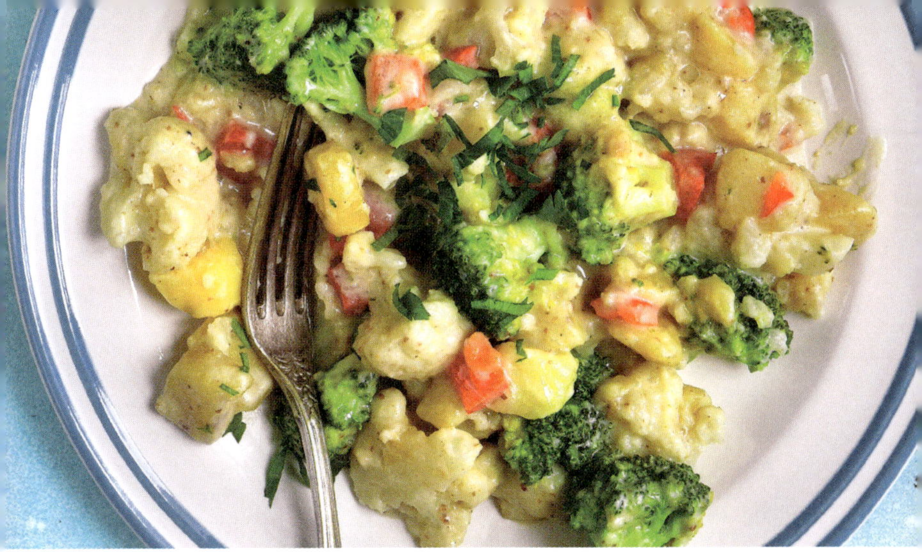

RUKOLA-STEINPILZ-TOFU-RAGOUT

FÜR 2 PERSONEN

250 g Steinpilze
100 g Rukola
100 g Tofu
1 EL Olivenöl
1 EL Balsamicoessig
½ TL Kurkumapulver
Salz, schwarzer Pfeffer

Arbeitszeit: 25 Min.

1 Steinpilze gründlich putzen und in Scheiben schneiden. Rukola waschen, trocken schütteln und grob zerteilen. Tofu in sehr feine Würfel schneiden.

2 In einer Pfanne das Öl erhitzen und die Tofuwürfel darin scharf anbraten. Steinpilze dazugeben und 2–3 Minuten anbraten.

3 Rukola mit Steinpilzen und Tofu in einer Schüssel mischen. Alles mit Balsamicoessig, Kurkuma, Salz und Pfeffer würzen, abschmecken und lauwarm servieren.

TIPP **Ergänzen Sie das Ragout mit Pasta und einem selbst gemachten Knoblauchdip (siehe Seite 223).**

PFIFFERLING-QUINOTTO

1 Quinoa mit kaltem Wasser abspülen. Zwiebel würfeln, Knoblauch hacken.

2 Ingwer fein reiben. Pilze putzen. Lauch in feine Ringe schneiden.

3 1 EL Öl erhitzen. Zwiebel, Knoblauch und Ingwer 2–3 Minuten braten. Quinoa hinzufügen. Mit Brühe aufgießen. Bei mittlerer Hitze 15 Min. köcheln lassen.

4 1 EL Öl erhitzen, Pilze und Lauch 5 Min. dünsten. Alles mischen. Frischkäse unterrühren und würzen.

FÜR 2 PERSONEN

- 125 g Quinoa
- 1 rote Zwiebel
- 1 Knoblauchzehe
- 2 cm Ingwer
- 250 g Pfifferlinge
- 1 Stange Lauch
- 2 Thymianzweige
- 2 EL Olivenöl
- 500 ml Gemüsebrühe
- 50 g Ziegenfrischkäse

Arbeitszeit: 30 Min.

PIZZA AUS DER PFANNE

1 Mehl, Wasser, Salz, Kurkuma und Kräuter zu einem glatten Teig rühren.

2 Avocado dünn schneiden. Frischkäse salzen und pfeffern.

3 Tomaten halbieren. Ohne Fett leicht anbraten, bis sie etwas braun werden.

4 In einer Pfanne Olivenöl erhitzen und die Hälfte des Teigs backen, bis er sich vom Pfannenboden löst. Zügig wenden. Mit Frischkäse bestreichen, Tomaten darauflegen und warten, bis sich der Teig löst.

5 Aus der Pfanne nehmen, Avocadospalten darauf verteilen, mit Olivenöl beträufeln und mit Schnittlauch bestreuen.

FÜR 2 KLEINE PIZZEN

- 200 g Teffmehl
- 1 EL Kokosmehl
- 1 EL Mandelmehl
- 150 ml Wasser
- 1 TL Salz
- 1 TL Kurkumapulver
- getrocknete Kräuter
- ½ Avocado
- 100 g Frischkäse
- 10 Cocktailtomaten
- 2 EL Schnittlauchröllchen

Arbeitszeit: 30 Min.

FLAMMKUCHEN MIT OLIVEN UND FENCHEL

FÜR 1 BACKBLECH

250 g Teffmehl
1 EL Kokosmehl
1 EL Erdmandelflocken
1 TL Salz
1 TL Kurkumapulver
2 EL Olivenöl
150 ml warmes Wasser
2 rote Zwiebeln
200 g Fenchelknolle
2 Tomaten
10 schwarze Oliven
Salz, schwarzer Pfeffer
200 g Ziegenfrischkäse
50 ml Gemüsebrühe

Arbeitszeit: 30 Min.
Backzeit: 20 Min.

1 Den Ofen auf 250 °C (Ober- und Unterhitze) vorheizen. Teffmehl, Kokosmehl, Erdmandelflocken, Salz, Kurkuma, 1 EL Olivenöl und Wasser in eine Schüssel geben und gut miteinander vermengen. Den Teig 10 Minuten ruhen lassen. Er sollte nicht zu klebrig sein, evtl. noch etwas Teffmehl dazugeben.

2 Zwiebeln schälen und in feine Ringe schneiden. Fenchel waschen, putzen und in feine Streifen schneiden. Tomaten waschen, Stielansatz entfernen und das Fruchtfleisch würfeln. Oliven in Scheiben schneiden.

3 Das restliche Olivenöl in einer Pfanne erhitzen. Zwiebel und Fenchel darin ca. 5–8 Minuten dünsten. Mit Salz und Pfeffer würzen.

4 Den Teig auf einem Backblech flach drücken (der Teig kann nicht gut ausgerollt werden). Frischkäse mit der Gemüsebrühe verrühren und mit Salz und Pfeffer würzen. Den Teig damit bestreichen.

5 Den Flammkuchen mit Fenchel, Tomaten und Olivenscheiben belegen. Im vorgeheizten Backofen (oder bei 220 °C Umluft) 20 Minuten backen.

TIPPS Den fertigen Flammkuchen mit Walnuss- oder Hanföl zu beträufeln gibt einen besonderen Geschmack.
Sie können den Flammkuchen auch mit Rukola, Pinienkernen, Basilikum und Cocktailtomaten belegen.

WEISSKOHL-RÖSTI MIT ROTE-BETE-SALAT

FÜR 2 PERSONEN

- 1–2 Knollen Rote Bete
- 250 g Kartoffeln
- 200 g Weißkohlblätter
- Meersalz
- ½ rote Zwiebel
- 1 Knoblauchzehe
- 1 TL Meerrettich, gerieben
- 1 Frühlingszwiebel
- 1 Ei
- 1–2 EL Ghee
- 2 EL Balsamicoessig
- 1 EL Rapsöl
- schwarzer Pfeffer

Arbeitszeit: 40 Min.

1 Rote Bete waschen, putzen und je nach Größe in ca. 15–30 Minuten gar kochen. Danach schälen und in Scheiben schneiden.

2 Kartoffeln waschen, schälen und fein raspeln. Die Weißkohlblätter waschen und den harten Strunk entfernen. Die Weißkohlblätter in feine Streifen schneiden. Die Hälfte davon beiseitelegen. Die andere Hälfte salzen und gut vermengen.

3 Zwiebel und Knoblauch schälen. Zwiebel in feine Würfel schneiden. Knoblauch pressen. Frühlingszwiebel waschen, putzen und in Ringe schneiden. Kartoffelraspeln etwas ausdrücken und die Flüssigkeit abgießen.

4 Kartoffeln mit Weißkohl, Meerrettich, Zwiebeln und Knoblauch vermischen. Das Ei daruntermengen.

5 In einer heißen Pfanne das Ghee portionsweise erhitzen und nach und nach die Rösti ausbraten. Am besten mit einer kleinen Schöpfkelle kleine Häufchen in die Pfanne geben und etwas flach drücken. Jede Seite ca. 5 Minuten braten.

6 Die fertig gekochte, geschälte und in Scheiben geschnittene Rote Bete mit den zurückbehaltenen Weißkohlstreifen mischen. Aus Essig, Öl, Salz und Pfeffer eine Marinade rühren und über den Rote-Bete-Salat geben. Mit Salz und Pfeffer abschmecken. Die Rösti mit dem Rote-Bete-Salat servieren.

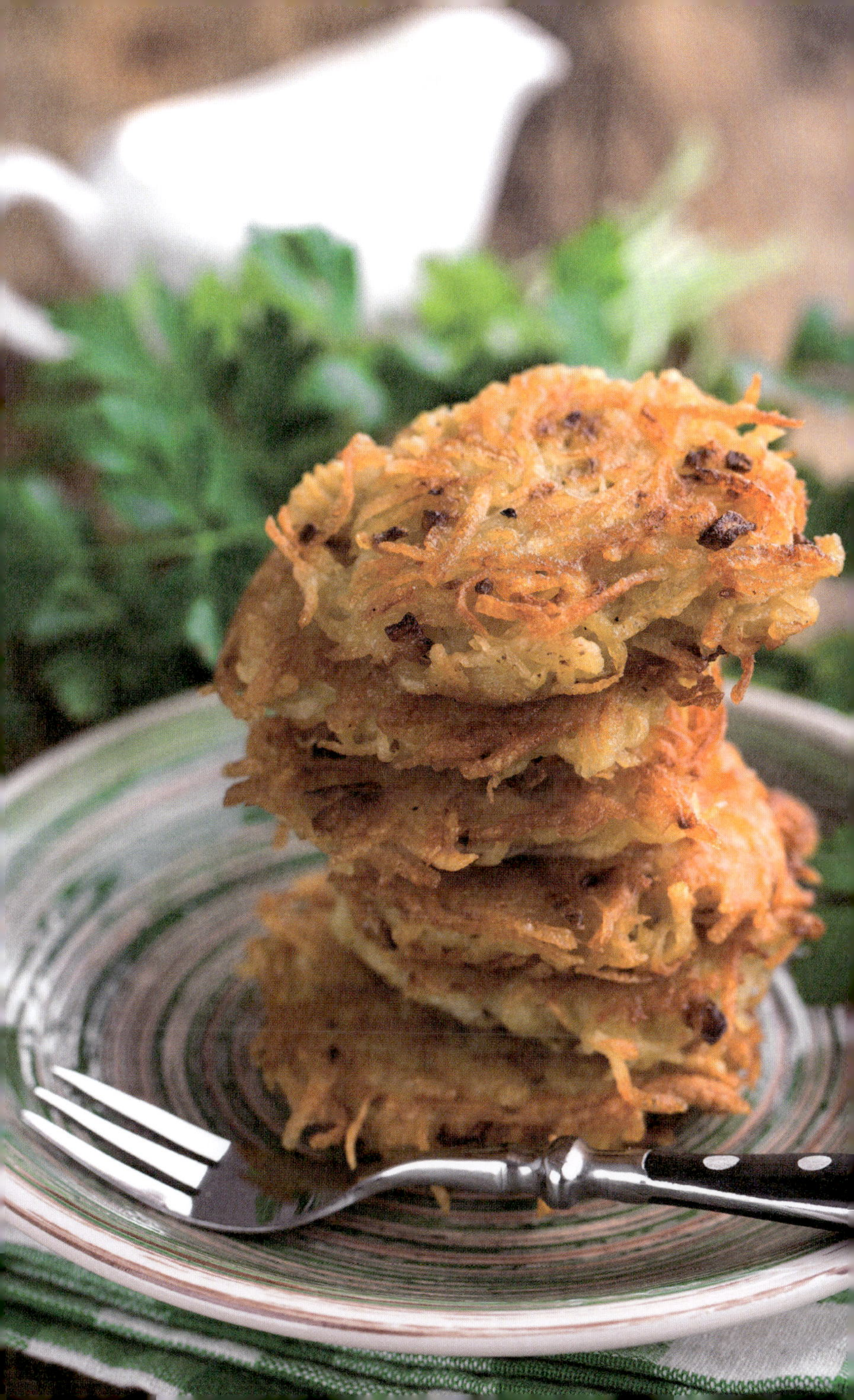

BROKKOLI-QUINOA-BRATLING (COVERFOTO)

FÜR 4 BIS 6 STÜCK

- 100 g Quinoa
- 1 rote Zwiebel
- 1 Knoblauchzehe
- ½ Bund Petersilie
- 150 g Brokkoli
- Salz
- 2 EL Kokosöl
- 250 ml Gemüsebrühe
- 1 TL Senf
- 6 EL Haferflocken
- 3–4 EL Teffmehl
- schwarzer Pfeffer
- etwas Muskatnuss
- Kokosöl zum Anbraten
- 4 Cocktailtomaten
- 4–6 Basilikumblätter

Arbeitszeit: 40 Min

1 Quinoa in ein Haarsieb geben und mit kaltem Wasser abspülen. Zwiebel und Knoblauch schälen und beides fein würfeln. Petersilie waschen, trocken schütteln und grob hacken.

2 Brokkoli waschen, putzen und in kleine Röschen teilen. Den Strunk schälen und in dünne Scheiben schneiden. Alles in kochendem Salzwasser etwa 5 Minuten bissfest garen. Das Wasser abgießen, Brokkoli abtropfen lassen und mit einem Pürierstab mixen.

3 In einem Topf das Kokosöl erhitzen. Zwiebel und Knoblauch kurz darin dünsten. Quinoa dazugeben und mit der Gemüsebrühe aufgießen. Alles zum Kochen bringen und bei mittlerer Hitze ca. 15 Minuten köcheln lassen. Evtl. überschüssige Flüssigkeit nach der Garzeit abgießen.

4 Quinoa, pürierter Brokkoli, Senf, Haferflocken und Teffmehl gut miteinander vermischen. Es sollte eine feste Masse werden, eventuell noch etwas Haferflocken dazugeben. Die Masse mit Salz, Pfeffer und Muskatnuss abschmecken. Aus dem Teig je nach Größe 4–6 Bratlinge formen und in einer heißen Pfanne im Kokosöl ausbacken.

5 Tomaten waschen und halbieren. Die Bratlinge auf einem Teller mit den Tomaten anrichten und mit den Basilikumblättern garnieren.

TIPP Dazu schmeckt ein Blattsalat mit Ofengemüse und ein Dip.

GRATINIERTER KÜRBIS

FÜR 2 PERSONEN

20 g Kürbiskerne
20 g Sonnenblumenkerne
1 Bund Petersilie
1 Knoblauchzehe
1 TL Gemüsebrühepulver
1 Msp. Chilipulver
4 EL Olivenöl
500 g Butternutkürbis
100 g Rukola
Saft von 1 Zitrone
Meersalz, schwarzer Pfeffer
20 g Granatapfelkerne, frisch oder getrocknet

Arbeitszeit: 30 Min.

1 Kürbis- und Sonnenblumenkerne in einer heißen Pfanne ohne Fett vorsichtig rösten. Petersilie waschen, trocken schütteln und fein hacken. Knoblauch schälen und pressen. Kerne mit Knoblauch, Petersilie, Brühepulver, Chilipulver und Öl in einen Mixer geben und das Pesto kräftig mixen.

2 Ofen auf 210 °C (Ober- und Unterhitze) vorheizen. Kürbis waschen, halbieren, entkernen, schälen und in 1,5 – 2 cm dicke Scheiben schneiden.

3 Vom Pesto vorab 1 EL wegnehmen und für das Dressing zur Seite stellen. Kürbis mit dem restlichen Pesto mischen. Backblech mit Papier auslegen, Kürbisscheiben 10–15 Minuten im vorgeheizten Ofen backen (oder bei 210 °C Umluft).

4 Rukola waschen, verlesen und abtropfen lassen. Zitronensaft mit Pesto mischen, mit Salz und Pfeffer abschmecken. Rukola auf Tellern anrichten, mit dem Dressing beträufeln und die Kürbisse darauflegen. Mit Granatapfelkernen bestreuen.

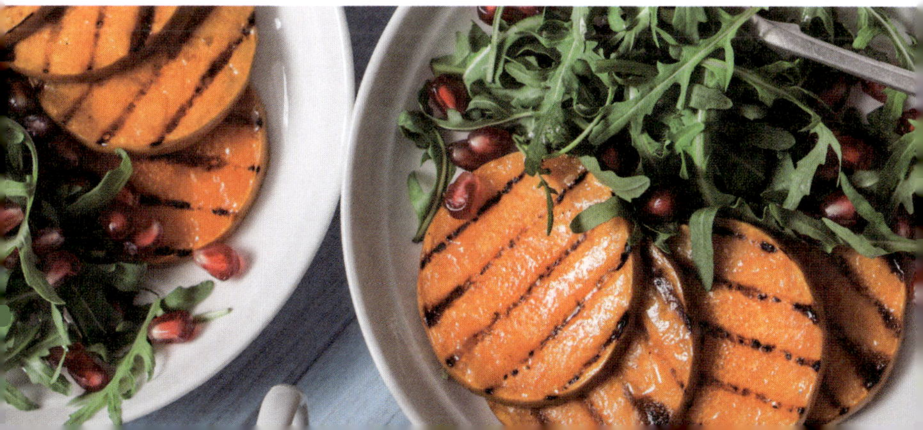

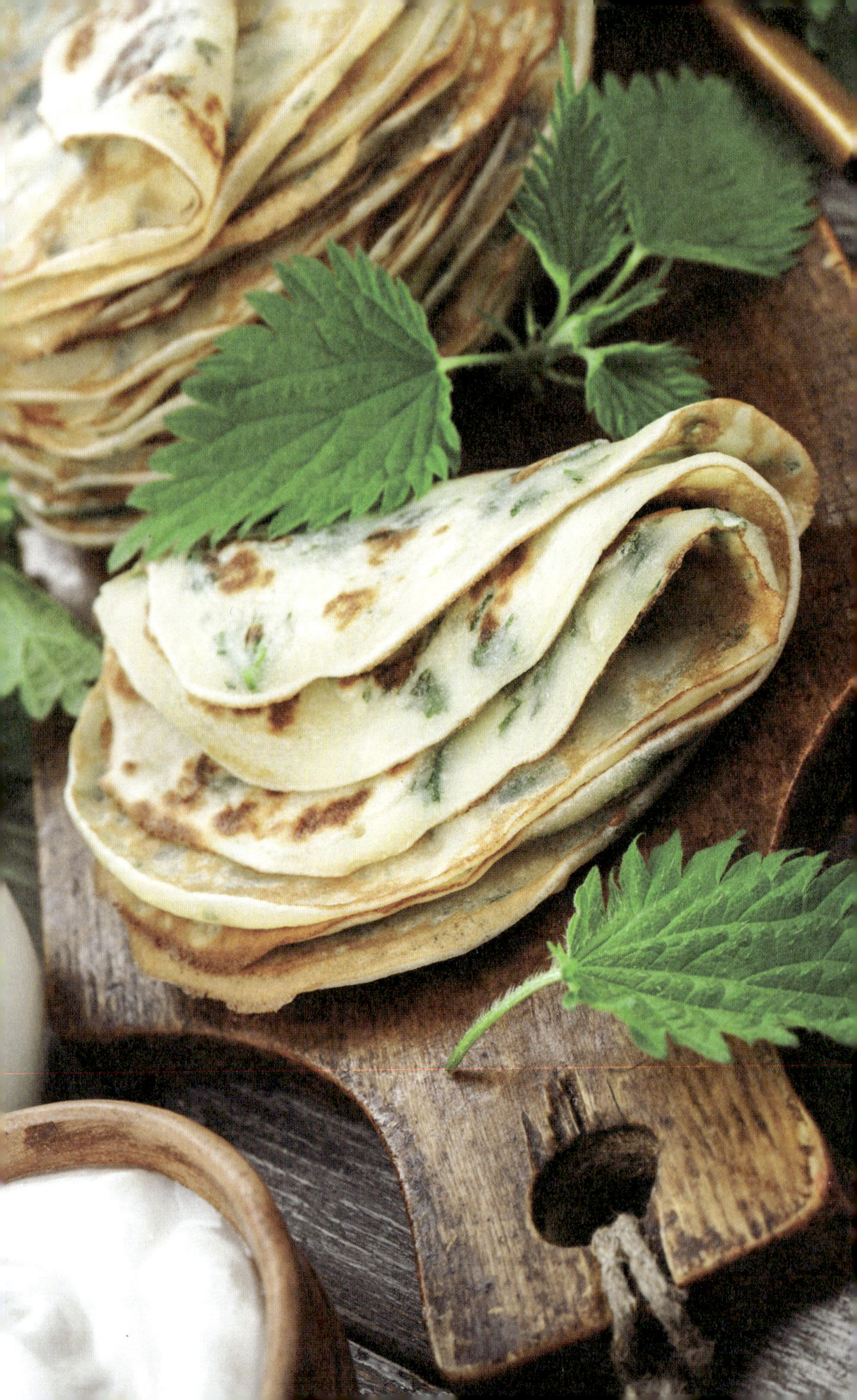

BUCHWEIZEN-KRÄUTER-PFANNKUCHEN

FÜR 2 PORTIONEN

- 2 rote Zwiebeln
- 2 Knoblauchzehen
- 40 g Schafskäse (Feta)
- 1–2 Eier
- 200 g Buchweizenmehl
- 200 ml Wasser
- 1 TL Oregano, getrocknet
- 1 TL Thymian, getrocknet
- 1 TL Estragon, getrocknet
- Salz, Pfeffer
- 2 EL Kokosöl

Arbeitszeit: ca. 30 Min.

1 Zwiebeln schälen und in feine Würfel schneiden. Knoblauch schälen und fein hacken. Schafskäse mit einer Gabel grob zerbröseln.

2 Die Eier mit einem Mixer aufschlagen und mit Buchweizenmehl und Wasser zu einem glatten Teig verarbeiten. Den Teig etwas stehen lassen.

3 In einer heißen Pfanne ohne Fett die Zwiebel und den Knoblauch mit etwas Wasser dünsten. Kräuter und Schafskäse unter die Zwiebel-Knoblauch-Mischung mischen. Mit Salz und Pfeffer abschmecken und auskühlen lassen.

4 Die Mischung aus Zwiebeln, Knoblauch, Kräutern und Feta in den Pfannkuchenteig rühren. Der Teig sollte jetzt zähflüssig sein.

5 In einer Pfanne das Kokosöl erhitzen und nach und nach die Pfannkuchen ausbacken.

TIPPS Wer frische Kräuter verwenden möchte, sollte sie vorab in einem Mixer pürieren und direkt in den Pfannkuchenteig geben.
Dazu passt ein grüner Salat, z.B. Feld- oder Eichblattsalat. Sie können die Kräuterpfannkuchen mit gedünstetem Gemüse, z.B. Lauch, Karotten, Zucchini, oder mit einer Pilz-Zwiebel-Mischung füllen.

BROKKOLI-SPINAT-AUFLAUF

FÜR 2 PERSONEN

200 g Kartoffeln
200 g Spinat
200 g Brokkoli
Salz
150 g Feta
6 Cocktailtomaten
200 ml Mandelmilch
1 TL Senf
2 EL Olivenöl
1 Ei
schwarzer Pfeffer
Muskatnuss
1 EL Petersilie, gehackt

Arbeitszeit: 40 Min.
Backzeit: 25 Min.

1 Kartoffeln waschen, in einen mit Wasser gefüllten Topf geben und in 15 bis 20 Minuten je nach Größe gar kochen. Spinat gründlich waschen, trocken schütteln und grob hacken.

2 Brokkoli waschen, putzen, in kleine Röschen teilen. Den Strunk schälen und in dünne Scheiben schneiden. Brokkoli in kochendem Salzwasser 5–8 Minuten garen. Danach das Wasser abgießen.

3 Den Ofen auf 200 °C (Ober- und Unterhitze) vorheizen. Feta würfeln. Cocktailtomaten waschen und halbieren. Spinat mit Mandelmilch, Senf und ½ EL Olivenöl in einem Mixer kräftig pürieren. Das Ei verquirlen und unter die Spinatmasse mischen. Mit Salz, Pfeffer und Muskatnuss würzen.

4 Eine Auflaufform mit dem restlichen Olivenöl einfetten. Die gegarten Pellkartoffeln schälen und in Scheiben schneiden. Kartoffeln und Brokkoli vorsichtig mit der Spinatmasse mischen und in die Auflaufform geben.

5 Die Form mit Alufolie bedecken und den Auflauf im vorgeheizten Backofen (oder bei 180 °C Umluft) 15 Minuten backen. Die Form aus dem Ofen nehmen, Cocktailtomaten und Fetawürfel darauf verteilen und weitere 10 Minuten backen. Den Auflauf vor dem Servieren mit gehackter Petersilie bestreuen.

TIPPS Wer möchte, kann die Spinatsauce zusätzlich mit Schmand oder Sahne ergänzen.
Gekochte Kartoffeln vom Vortag können hier mit verarbeitet werden, dadurch verkürzt sich die Arbeitszeit um gut 20 Minuten.

GESCHMORTER FENCHEL MIT TOMATENSAUCE

FÜR 2 PERSONEN

2 Knollen Fenchel
1 rote Zwiebel
1 Knoblauchzehe
10 schwarze Oliven ohne Stein
150 g Feta
3 Tomaten
1 EL Olivenöl
1 Thymianzweig
1 Rosmarinzweig
50 ml Gemüsebrühe
Salz, schwarzer Pfeffer

Arbeitszeit: 15 Min.
Schmorzeit: 20 Min.
Backzeit: 15–20 Min.

1 Fenchelknollen waschen, putzen, vierteln und das Fenchelgrün beiseitelegen. Zwiebel und Knoblauch schälen und fein würfeln. Oliven in feine Scheiben schneiden. Feta grob zerkrümeln.

2 Die Tomaten häuten: Dafür die Tomaten gegenüber dem Stielansatz kreuzweise einschneiden und kurz in kochendes Wasser legen. Die Haut platzt auf und lässt sich jetzt gut abziehen. Die Tomaten vierteln, Stielansatz entfernen und das Fruchtfleisch in Würfel schneiden.

3 In einem Topf das Olivenöl erhitzen. Zwiebeln und Knoblauch darin dünsten. Fenchelgemüse mit Thymian- und Rosmarinzweig dazugeben und kurz braten. Mit der Gemüsebrühe aufgießen. Tomaten und Oliven dazugeben.

4 Das Ganze bei mittlerer Hitze ca. 20 Minuten schmoren lassen. Den Backofen auf 180 °C (Ober- und Unterhitze) vorheizen.

5 Fenchel mit Tomaten-Oliven-Sauce mit Salz und Pfeffer abschmecken und in eine Auflaufform geben. Den Feta darüber verteilen und 10–15 Minuten im Backofen (oder bei 220 °C Umluft) backen. Vor dem Servieren mit dem Fenchelgrün garnieren.

TIPPS **Das Gericht kann man warm oder kalt als Antipasto servieren. Gerne auch vor dem Servieren mit 1 EL Hanföl beträufeln.**

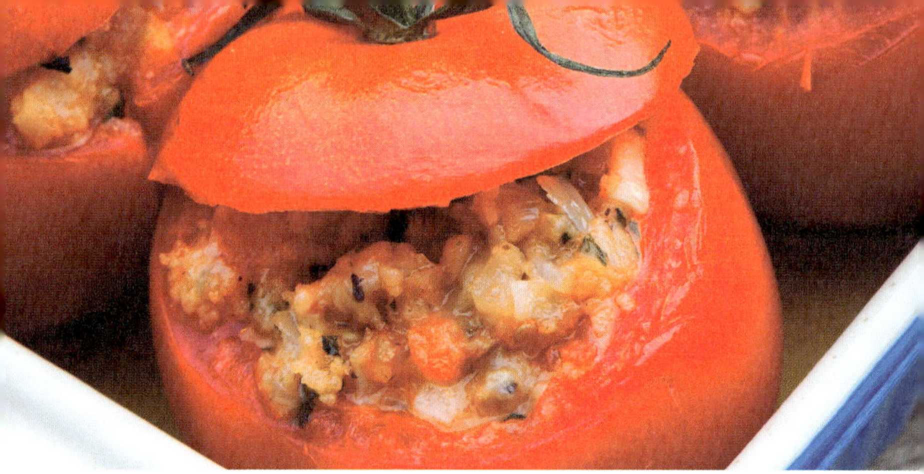

TOMATEN GEFÜLLT MIT CAPONATA

1 Den Ofen auf 180 °C (Ober- und Unterhitze) vorheizen. Tomaten waschen, einen Deckel abschneiden und mit einem Löffel aushöhlen. Inneres anderweitig verwenden.

2 Aubergine und Sellerie waschen, putzen und klein würfeln. Zwiebel schälen, fein würfeln. Oliven grob hacken. Schafskäse mit einer Gabel grob zerteilen.

3 In einer Pfanne das Öl erhitzen. Gemüsewürfel und Zwiebel 3–4 Minuten anbraten. Oliven und Pinienkerne kurz mitbraten. Mit Essig ablöschen und den Schafskäse daruntermischen. Mit Salz und Pfeffer kräftig abschmecken.

4 Die Tomaten mit der Masse füllen und den Deckel daraufsetzen. Eine Auflaufform mit etwas Öl ausfetten und die Tomaten nebeneinander hineinsetzen. Im vorgeheizten Ofen auf der mittleren Schiene 15 Minuten garen.

FÜR 2 PERSONEN

2 große Fleischtomaten
½ Aubergine
1 Stangensellerie
½ rote Zwiebel
6 grüne Oliven ohne Stein
100 g Schafskäse
1 EL Olivenöl
1 EL Pinienkerne
2 EL Weißweinessig
Salz, Pfeffer
etwas Öl für die Form

Arbeitszeit: ca. 30 Min.

LINSENNUDELN MIT WALNUSSSAUCE

FÜR 2 PORTIONEN

- 3 Knoblauchzehen
- 300 ml Haferdrink
- 400 g Brokkoli
- Meersalz
- 100 g Linsennudeln
- 50 g Walnusskerne
- schwarzer Pfeffer
- 1 Msp. Muskatnuss
- 1 TL Gemüsebrühepulver
- 50 g Ziegenfrischkäse

Arbeitszeit: 40 Min.

1 Knoblauch schälen und grob hacken. Die Hälfte des Haferdrinks zusammen mit dem Knoblauch in einen Topf geben, aufkochen lassen und den Knoblauch in ca. 15 Min. darin weich kochen. Zur Seite stellen.

2 Brokkoli waschen, putzen und in kleine Röschen teilen. Brokkolistiele in feine Stifte schneiden. Brokkoli in etwas kochendem Salzwasser ca. 5–8 Minuten garen. Abgießen und zur Seite stellen.

3 Die Linsennudeln nach Packungsangabe in kochendem Salzwasser bissfest garen. Danach abgießen. Walnusskerne grob hacken.

4 Gegarten Knoblauch mit der gesamten Hafermilch, den Walnusskernen und ⅓ des gekochten Brokkolis in eine Schüssel geben. Alles mit einem Pürierstab mixen. Mit Salz, Pfeffer, Muskatnuss und Gemüsebrühepulver abschmecken.

5 Die fein pürierte Sauce in einen Topf geben, kurz erhitzen und anschließend den Ziegenfrischkäse darunterrühren. Die Nudeln mit den restlichen Brokkoliröschen auf Tellern verteilen und die Knoblauch-Walnuss-Sauce darübergeben.

TIPPS Anstelle der Linsennudeln können Sie auch Kichererbsen-, Soja-, Hirse-, Buchweizen- oder Quinoanudeln probieren. Diese Nudelsorten sind in gut sortierten Bioläden und Reformhäusern erhältlich. Im Vergleich zu den traditionellen Hartweizennudeln sind diese Nudeln oft in kurzer Zeit gar. Außerdem sind sie eine gute glutenfreie Alternative bei Allergien und Unverträglichkeiten.

ROTE-BETE-CARPACCIO MIT KÄSE

1 Rote Bete schälen (möglichst Einweghandschuhe anziehen), halbieren und in sehr feine Scheiben hobeln. Die dünnen Scheiben fächerförmig auf zwei Tellern anrichten.

2 Zitrone waschen und etwas Zitronenschale abreiben. Die Frucht auspressen. Zitronensaft mit -schale, Salz und Pfeffer verrühren und das Walnussöl unterschlagen. Das Dressing über die Rote-Bete-Scheiben träufeln und etwas ziehen lassen.

3 Die Ziegenkäse in kleine Stücke zerpflücken. Balsamicoessig und Ahornsirup gut miteinander verrühren und zusammen mit dem Käse über das Rote-Bete-Carpaccio geben. Mit Pinienkernen bestreuen und Basilikumblättern garnieren.

FÜR 2 PERSONEN

250 g junge Rote Bete1 Biozitrone
Meersalz
schwarzer Pfeffer
3 EL Walnussöl
80 g Ziegenkäserolle
1 EL Pinienkerne
2 TL Balsamicoessig
1 TL Ahornsirup
4–6 Basilikumblätter

Arbeitszeit: ca. 25 Min.

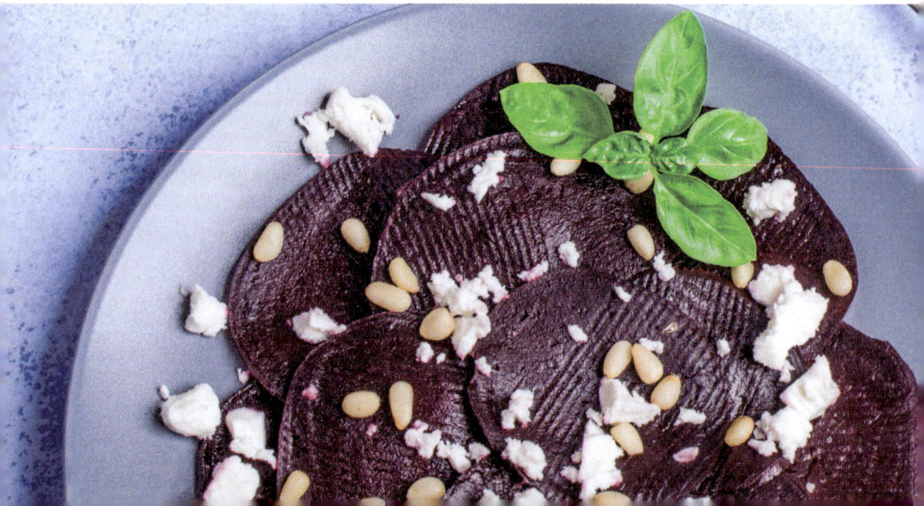

GESCHMORTER FENCHEL

FÜR 2 PERSONEN

1 Fenchelknolle
150 g Shiitakepilze
100 g Sojasprossen
2 Frühlingszwiebeln
1 Karotte
1 Stück Ingwer (2 cm)
1 Knoblauchzehe
½ Bund Petersilie
1 EL Kokosöl
1 TL Kurkumapulver
2 EL Weißweinessig
100 ml Kokosmilch
Salz, schwarzer Pfeffer

Arbeitszeit: 30 Min.

1 Fenchel waschen, putzen und in Streifen schneiden. Pilze putzen und in Streifen schneiden. Sojasprossen unter fließendem kaltem Wasser abspülen, abtropfen lassen.

2 Frühlingszwiebeln putzen und in 2–3 cm lange Stücke schneiden. Karotte waschen, schälen und in feine Stifte schneiden. Ingwer putzen und klein würfeln. Knoblauch schälen und fein hacken. Petersilie waschen und grob hacken.

3 Öl erhitzen. Pilze, Knoblauch und Ingwer 3 Minuten anbraten. Sprossen, Fenchel und Karotten zugeben und weitere 3 Minuten braten. Frühlingszwiebel mit Kurkuma und Weißweinessig dazugeben, kurz dünsten und mit der Kokosmilch aufgießen. Mit Salz und Pfeffer abschmecken. Den Fenchel kurz vor dem Servieren mit Petersilie bestreuen.

FISCH-KOKOS-EINTOPF

1 Fischfilets unter kaltem Wasser waschen, trocken tupfen und in mundgerechte Stücke schneiden. Limette waschen und trocken reiben. Limettenschale abreiben und die Frucht auspressen. Limettensaft, Salz und Pfeffer verrühren und den Fisch damit würzen.

2 Rote und gelbe Paprika waschen, putzen und in kleine Würfel schneiden. Frühlingszwiebel putzen und in feine Ringe schneiden. Knoblauch schälen und fein würfeln. Ingwer putzen und fein reiben. Koriander waschen, trocken schütteln und grob hacken.

3 In einem Topf das Kokosöl erhitzen. Zwiebel, Knoblauch und Ingwer etwa 2 Minuten anbraten. Paprikawürfel und Kurkuma zugeben und kurz mitbraten. Alles mit der Gemüsebrühe aufgießen, zum Kochen bringen und bei mittlerer Hitze ca. 5 – 8 Minuten köcheln lassen.

4 Anschließend die Fischwürfel zugeben und weitere 5 Minuten leicht köcheln lassen. Die Fisch-Gemüse-Mischung mit Salz, Pfeffer und Kokosmilch abschmecken. Kurz vor dem Servieren mit dem gehackten Koriander und den Kokosraspeln bestreuen.

FÜR 2 PERSONEN

- **2 Pangasiusfilets (à 150 g)**
- **1 Biolimette**
- **Salz, schwarzer Pfeffer**
- **1 rote Paprika**
- **1 gelbe Paprika**
- **2 Frühlingszwiebeln**
- **1 Knoblauchzehe**
- **1 Stück Ingwer (2 cm)**
- **½ Bund Koriander**
- **1 EL Kokosöl**
- **1 TL Kurkumapulver**
- **400 ml Gemüsebrühe**
- **100 ml Kokosmilch**
- **1 EL Kokosraspeln**

Arbeitszeit: 30 Min.

TIPP **Als Beilage schmeckt sehr gut eine Portion Naturreis.**

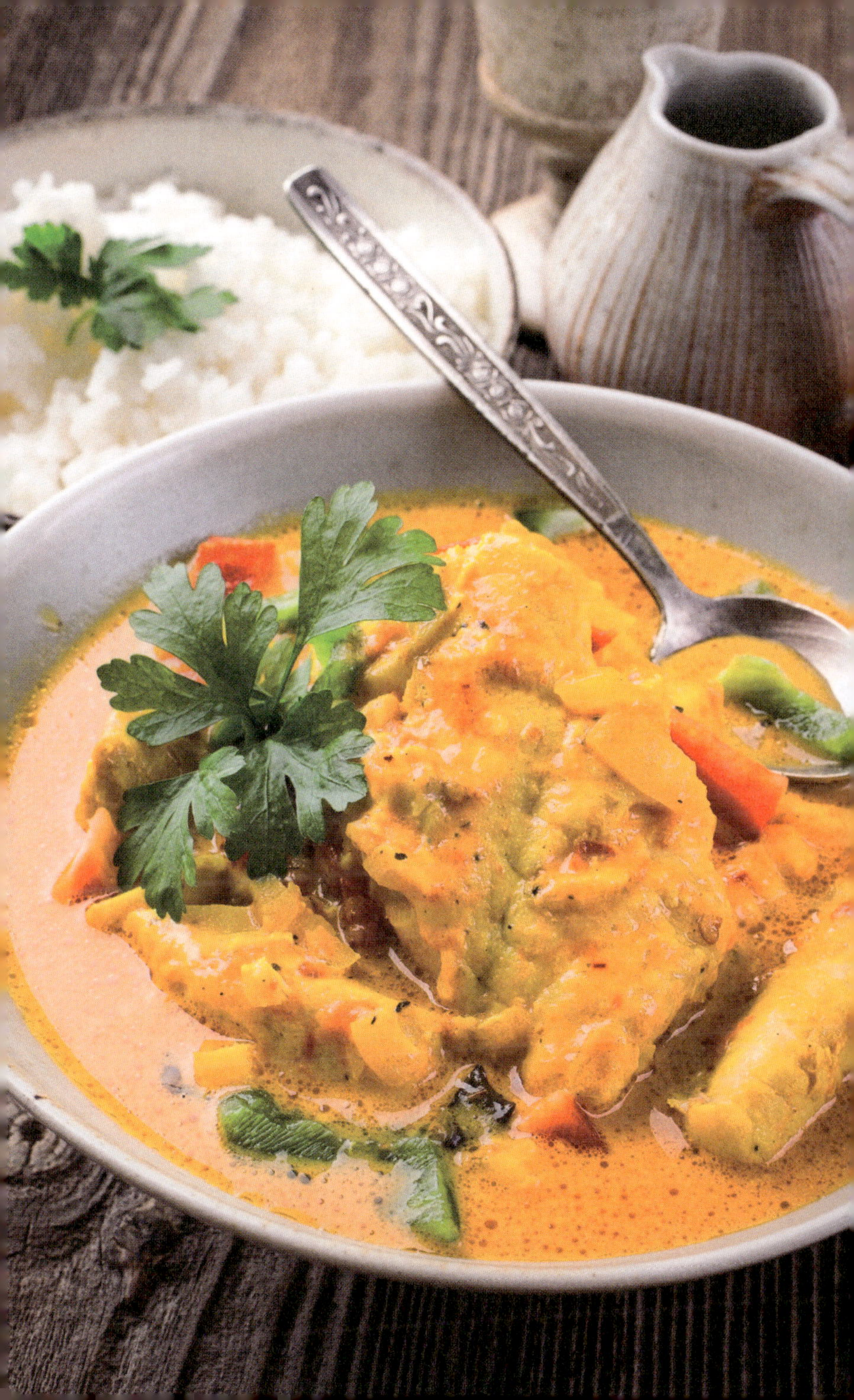

SEELACHS IN KURKUMA-SAUCE MIT BROKKOLI

FÜR 2 PERSONEN

- 250 g Brokkoli
- 1 rote Zwiebel
- 2 EL Mandelblättchen
- 2 EL Kokosöl
- 200 ml Gemüsebrühe
- 1 Limette
- 1 Stück Ingwer (2 cm)
- 300 g Seelachsfilet
- Salz, schwarzer Pfeffer
- 1 EL Kurkumapulver
- 1 EL Teffmehl
- 100 ml Kokosmilch

Arbeitszeit: 30 - 35 Min.

1 Brokkoli waschen, putzen und in kleine Röschen teilen. Den Strunk schälen und in dünne Scheiben schneiden. Zwiebel schälen und in feine Würfel schneiden. Mandelblättchen in einer heißen Pfanne ohne Fett goldbraun rösten.

2 In einem Topf 1 EL Kokosöl erhitzen, die Hälfte der Zwiebel darin andünsten. Brokkoli zugeben, mit 50 ml Gemüsebrühe aufgießen und bei mittlerer Hitze 5–8 Minuten köcheln lassen. Flüssigkeit abgießen und das Gemüse warmhalten.

3 Limette waschen und trocken reiben. Die Schale abreiben, die Limette auspressen. Ingwer putzen und fein reiben. Seelachsfilet mit kaltem Wasser abwaschen, trocken tupfen und in mundgerechte Stücke teilen. Salz, Pfeffer und Limettensaft verrühren und die Fischwürfel darin kurz marinieren.

4 In einem zweiten Topf das restliche Kokosöl erhitzen, die restlichen Zwiebelwürfel, Ingwer und Kurkuma etwa 2–3 Minuten anbraten. Unter Rühren das Teffmehl zugeben und mit der restlichen Gemüsebrühe aufgießen. Aufkochen lassen und die Hitze stark reduzieren.

5 Die Fischwürfel in die Sauce geben und 5–8 Minuten ziehen lassen. Danach vorsichtig Kokosmilch und Limettenschale unterrühren.

6 Mit Salz und Pfeffer abschmecken. Auf einem Teller Brokkoli und Fisch in Kurkumasauce anrichten, mit den Mandelblättchen bestreuen.

TIPP **Als Beilage empfiehlt sich eine Portion Naturreis oder Rosmarinkartoffeln.**

SCHOLLE MIT ROTE-BETE-SAUCE

FÜR 2 PERSONEN

2 Schollenfilets (je ca. 150 g)
Salz, schwarzer Pfeffer
150 g Rote Bete
100 g Kartoffeln
½ rote Zwiebel
4 – 6 Korianderblätter
2 EL Olivenöl
1 Msp. Chilipulver
1 TL Paprikapulver
1 EL Pinienkerne

Arbeitszeit: 30 Min.

1 Fischfilet kurz mit kaltem Wasser abwaschen und mit Küchenkrepp trocken tupfen. Mit Salz und Pfeffer würzen. Rote Bete waschen, schälen und grob würfeln. Kartoffeln waschen, schälen und fein reiben.

2 Zwiebel schälen und in feine Würfel schneiden. Koriander waschen, trocken schütteln und mit einem Wiegemesser grob hacken.

3 In einem Topf 1 EL Olivenöl erhitzen. Zwiebel, Rote Bete und Kartoffeln kurz anbraten. Mit etwas Wasser auffüllen und ca. 8 – 10 Minuten bei mittlerer Hitze köcheln lassen. Mit Salz, Pfeffer, Chili und Paprika kräftig würzen. Die Rote Bete mit einem Pürierstab mixen.

4 In einer Pfanne ohne Fett zuerst die Pinienkerne vorsichtig rösten, bis sie leicht Farbe annehmen. Herausnehmen und beiseitestellen. In der gleichen Pfanne das restliche Olivenöl erhitzen. Den Fisch von beiden Seiten je 3 Minuten anbraten.

5 Den Fisch mit der Sauce auf Tellern anrichten und mit Korianderblättern und Pinienkernen bestreut servieren.

TIPP **Als Beilage passt sehr gut Naturreis oder Quinoa.**

GARNELEN AUF WIRSING

1 Wirsing waschen, die Blätter ablösen und in feine Streifen schneiden. 200 ml Salzwasser zum Kochen bringen und die Wirsingstreifen ca. 10 Minuten darin köcheln lassen.

2 Zwiebel und Knoblauch schälen und in feine Würfel schneiden. Ingwer putzen und fein reiben. Olivenöl erhitzen. Zwiebeln, Knoblauch und Ingwer darin wenige Minuten anbraten. Garnelen dazugeben und 2–3 Minuten anbraten. Mit Salz und Pfeffer würzen.

3 Den fertig gekochten Wirsing abgießen und gut abtropfen lassen. Mit Salz, Pfeffer und Muskat würzen und mit etwas Walnussöl beträufeln.

4 In einer heißen Pfanne ohne Fett die Sesamsamen vorsichtig rösten, bis sie leicht Farbe annehmen. Die Garnelen auf dem Wirsing anrichten und mit gerösteter Sesam bestreuen.

FÜR 2 PERSONEN

- 400 g Wirsing
- Salz
- ½ rote Zwiebel
- 2 Knoblauchzehen
- 1 Stück Ingwer (2 cm)
- 1 EL Olivenöl
- 125 g Garnelen
- schwarzer Pfeffer
- 1 EL Walnussöl
- 1 EL Sesamsamen
- etwas Muskatnuss

Arbeitszeit: 20 Min

TIPP **Garnelen passen zu jedem gebratenen Gemüse.**

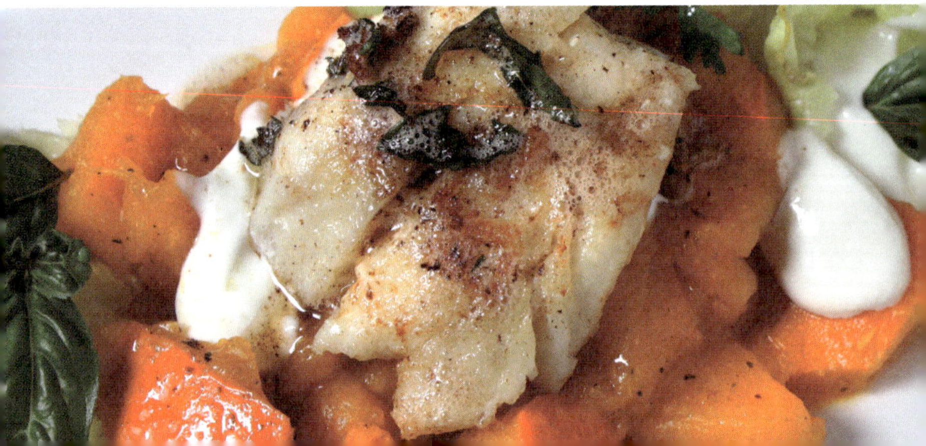

KURKUMA-KÜRBIS-GULASCH MIT SAIBLING

FÜR 2 PERSONEN

500 g Kürbis (z. B. Butternut)
1 rote Zwiebel
1 Orange
2 EL Kokosöl
10 g Teffmehl
125 ml Gemüsebrühe
2 TL Kurkumapulver
Salz, schwarzer Pfeffer
2–3 Blätter Eichblattsalat
4–6 Basilikumblätter
2 Saiblingfilets (ca. 200 g)
Rapsöl zum Braten
1 EL Crème fraîche

Arbeitszeit: 30 Min.

(FOTO LINKS)

1 Kürbis waschen, schälen und entkernen. Das Kürbisfleisch in grobe Würfel schneiden. Zwiebel schälen und fein reiben. Orange halbieren und den Saft auspressen.

2 In einem Topf das Kokosöl erhitzen. Die Zwiebel kräftig darin andünsten. Teffmehl dazugeben und umrühren. Mit der Gemüsebrühe aufgießen und die Kürbiswürfel dazugeben. Bei mittlerer Hitze 10 Minuten leicht köcheln lassen.

3 Anschließend Kurkuma und Orangensaft zum Kürbisgemüse geben und das Ganze mit Salz und Pfeffer abschmecken.

4 Eichblattsalatblätter und Basilikum waschen und trocken schütteln. Saiblingfilets salzen. Das Rapsöl in einer Pfanne erhitzen und die Filets von beiden Seiten hellbraun anbraten.

5 Teller mit Eichblattsalatblättern auslegen. Das Kürbisgulasch mit dem Fischfilet darauf anrichten und mit Crème fraîche und Basilikumblättern garnieren.

TIPP **Das Gericht kann auch mit Forellenfilets oder Kabeljau zubereitet werden.**

ZANDERFILET MIT KRÄUTERKRUSTE

FÜR 2 PERSONEN

1 Biolimette
2 Thymianzweige
2 Rosmarinzweige
½ Bund Petersilie
2 Zanderfilets (à 150 g)
Salz, schwarzer Pfeffer
3 EL Olivenöl
4 Cocktailtomaten

Arbeitszeit: 20 Min.

1 Limette waschen und trocken reiben. Limettenschale zur Hälfte abreiben. Eine halbe Limette auspressen, die andere Hälfte in dünne Scheiben schneiden.

2 Kräuter waschen und trocken schütteln. Thymianblättchen und Rosmarinnadeln abzupfen, beides zusammen mit der Petersilie fein hacken.

3 Zanderfilets kalt abwaschen und trocken tupfen. Salz, Pfeffer und Limettensaft miteinander verrühren und den Fisch darin marinieren. 2 EL Olivenöl mit der Limettenschale und den Kräutern mischen. Cocktailtomaten waschen, halbieren.

4 In einer Pfanne das restliche reine Olivenöl erhitzen. Den Fisch von beiden Seiten je 3 Minuten darin braten. Aus der Pfanne nehmen, in der Olivenöl-Kräuter-Mischung wenden, in die Pfanne zurückgeben, die Cocktailtomaten dazugeben und den Fisch je Seite weitere 2 Minuten braten

5 Zanderfilet mit den Cocktailtomaten auf einem Teller anrichten.

TIPP **Zum Zanderfilet mit Kräuterkruste schmeckt gedünstetes Gemüse, wie z. B. Lauch, Paprika oder Fenchel, und ein grüner Blattsalat.**

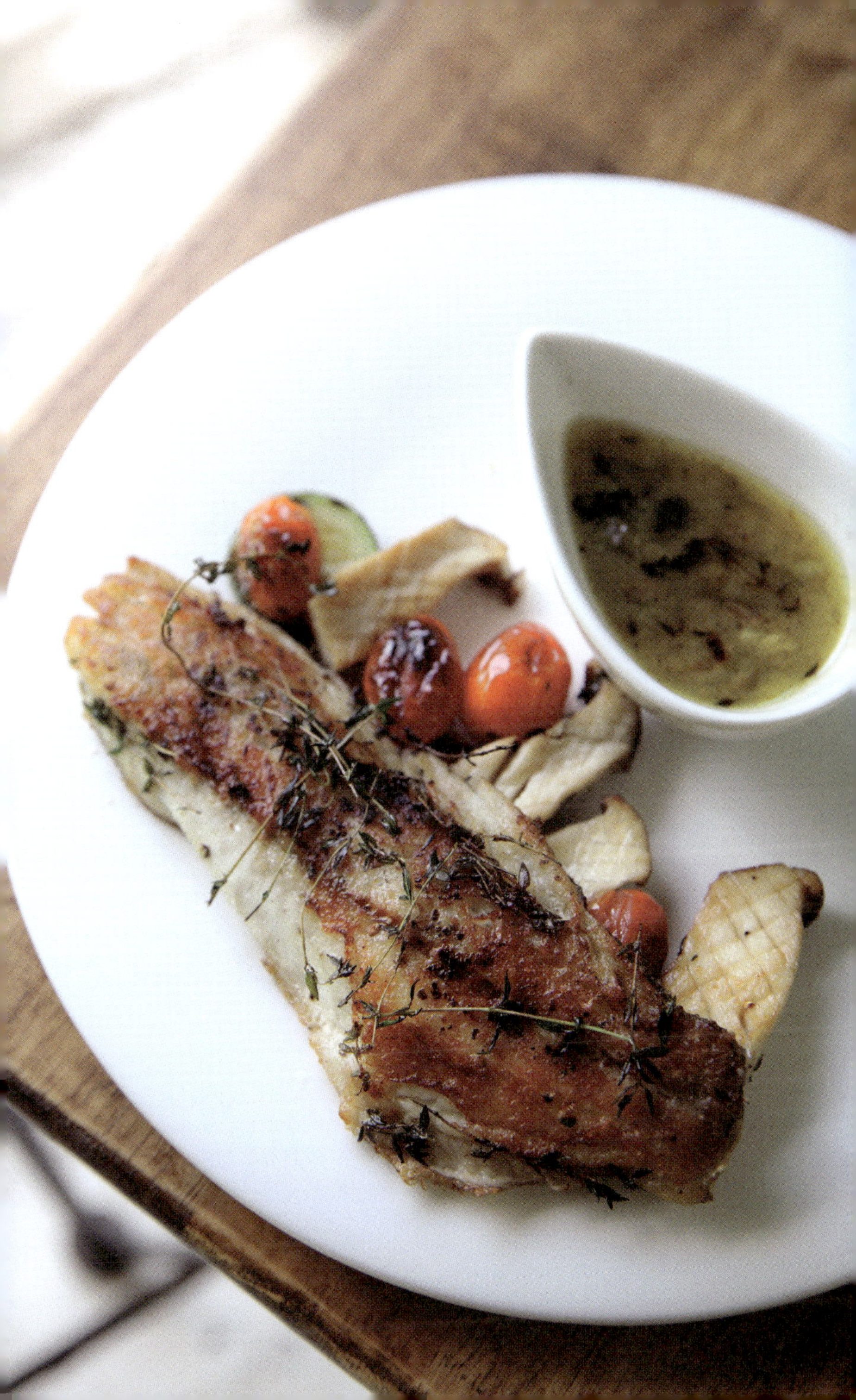

GEMÜSEHIRSE MIT SEELACHS UND CURRYSAUCE

FÜR 2 PERSONEN

100 g Hirse
300 g Brokkoli
1 rote Paprika
1 rote Zwiebel
1 Stück Ingwer (2 cm)
1 EL Kokosöl
250 ml Gemüsebrühe
Salz, Pfeffer
3 Tomaten
1TL Currypulver
1 TL Paprikapulver
1 Msp. Chilipulver
1 TL Kurkumapulver
1–2 EL Sojamilch
250 g Seelachsfilet
1 EL Olivenöl
1 EL gehackte Petersilie

Arbeitszeit: 60 Min.

1 Hirse in ein Sieb geben und unter kaltem Wasser abspülen.

2 Brokkoli waschen, putzen und in kleine Röschen teilen. Den Strunk schälen und in dünne Scheiben schneiden. In kochendem Salzwasser 5–8 Minuten bissfest garen. Abgießen und mit kaltem Wasser abschrecken. Gut abtropfen lassen.

3 Paprika waschen, putzen, entkernen und in Würfel schneiden. Zwiebel schälen und fein würfeln. Ingwer putzen und fein reiben.

4 Kokosöl in einem Topf erhitzen und die Hälfte der Zwiebelwürfel darin glasig dünsten. Hirse und Ingwer zugeben und kurz mitdünsten. Die Gemüsebrühe zubereiten und 10 Min. garen.

5 Paprikawürfel zugeben und weitere 5 Minuten garen. Nach Ende der Garzeit den Brokkoli daruntermischen. Mit Salz und Pfeffer abschmecken.

6 Für die Currysauce Tomaten waschen, häuten und in Würfel schneiden.

7 In einem heißen Topf ohne Fett die restlichen Zwiebelwürfel mit Curry, Paprikapulver, Chili und Kurkuma anbraten. Tomaten zugeben, 3 Min. köcheln lassen. Mit Salz und Pfeffer abschmecken. Kurz vor dem Servieren Sojamilch unterrühren.

8 Seelachsfilet unter kaltem Wasser waschen, trocken tupfen und mit Salz und Pfeffer würzen. Öl erhitzen. Fisch von beiden Seiten ca. 4 Min. braten. Hirse mit Seelachsfilet und Currysauce auf Tellern mit der Petersilie anrichten.

LACHS AUF GRÜNKOHLSALAT

FÜR 2 PERSONEN

6 Grünkohlblätter
1 Zitrone
½ rote Zwiebel
2 Knoblauchzehen
1 Stück Ingwer (ca. 2 cm)
½ Avocado
50 ml Gemüsebrühe
1 Apfel
Salz, Pfeffer
250 g Lachsfilet
1 EL Olivenöl
1 EL Granatapfelkerne, getrocknet

Arbeitszeit: 30 Min.

1 Grünkohl waschen, trocken schütteln und in feine dünne Streifen schneiden. Zitrone waschen, trocken reiben und die Schale fein abreiben. Die Zitrone auspressen.

2 Zwiebel und Knoblauch schälen. Zwiebel in feine Würfel schneiden und den Knoblauch durch eine Knoblauchpresse drücken. Ingwer putzen und in feine Würfel schneiden.

3 Avocado aus der Schale lösen und in kleinere Würfel schneiden. Das Fruchtfleisch mit der Hälfte des Zitronensafts mischen. Knoblauch, Ingwer und Zitronenschale daruntermischen und alles zusammen mit einem Handmixer oder Pürierstab mit der Gemüsebrühe pürieren.

4 Das Acocadodressing unter den Grünkohl mischen und alles 10 Minuten durchziehen lassen.

5 Apfel waschen, vierteln, Kernhaus entfernen und das Fruchtfleisch in Würfel schneiden. Apfelwürfel und Zwiebel unter den marinierten Grünkohl mischen und mit Salz und Pfeffer abschmecken.

6 Lachs unter fließendem kaltem Wasser waschen, trocken tupfen, salzen und mit dem restlichen Zitronensaft beträufeln. In einer Pfanne Olivenöl erhitzen und das Lachfilet darin auf jeder Seite 3–4 Minuten anbraten. Grünkohlsalat mit dem Lachsfilet auf Tellern anrichten. Mit den getrockneten Granatapfelkernen bestreuen.

SESAM-THUNFISCHFILET MIT ZWIEBELSAUCE

FÜR 2 PERSONEN

- 2 Thunfischfilets (à 125 g)
- 2 EL Sesamsamen
- 1 TL Chiliflocken
- 1 TL Paprikaflocken
- ½ TL Meersalz
- 1 rote Zwiebel
- 1 Knoblauchzehe
- 2 EL Olivenöl
- 50 ml Gemüsebrühe
- schwarzer Pfeffer aus der Mühle

Arbeitszeit: 25 Min.

1 Thunfischfilets unter fließend kaltem Wasser abwaschen und trocken tupfen. Sesam, Chili-, Paprikaflocken und Meersalz auf einem flachen Teller miteinander mischen. Die Thunfischfilets darin wenden. Die Gewürze fest andrücken.

2 Die Zwiebel schälen und in möglichst dünne Ringe schneiden. Knoblauch schälen und fein hacken.

3 1 TL Olivenöl in einer beschichteten Pfanne erhitzen. Zwiebel und Knoblauch ca. 5–8 Minuten darin dünsten. Mit Gemüsebrühe ablöschen und mit Pfeffer würzen. Beiseitestellen und warm halten.

4 Das restliche Olivenöl in einer Pfanne erhitzen und die Thunfischfilets darin pro Seite etwa 3 Minuten braten. Thunfisch auf einem Teller anrichten und die Zwiebelsauce darübergießen.

TIPP **Dazu passen grüner Blattsalat, Kartoffel- oder Pastinakenpüree sowie gegrilltes Gemüse, wie z. B. Paprika, Zucchini und Auberginen.**

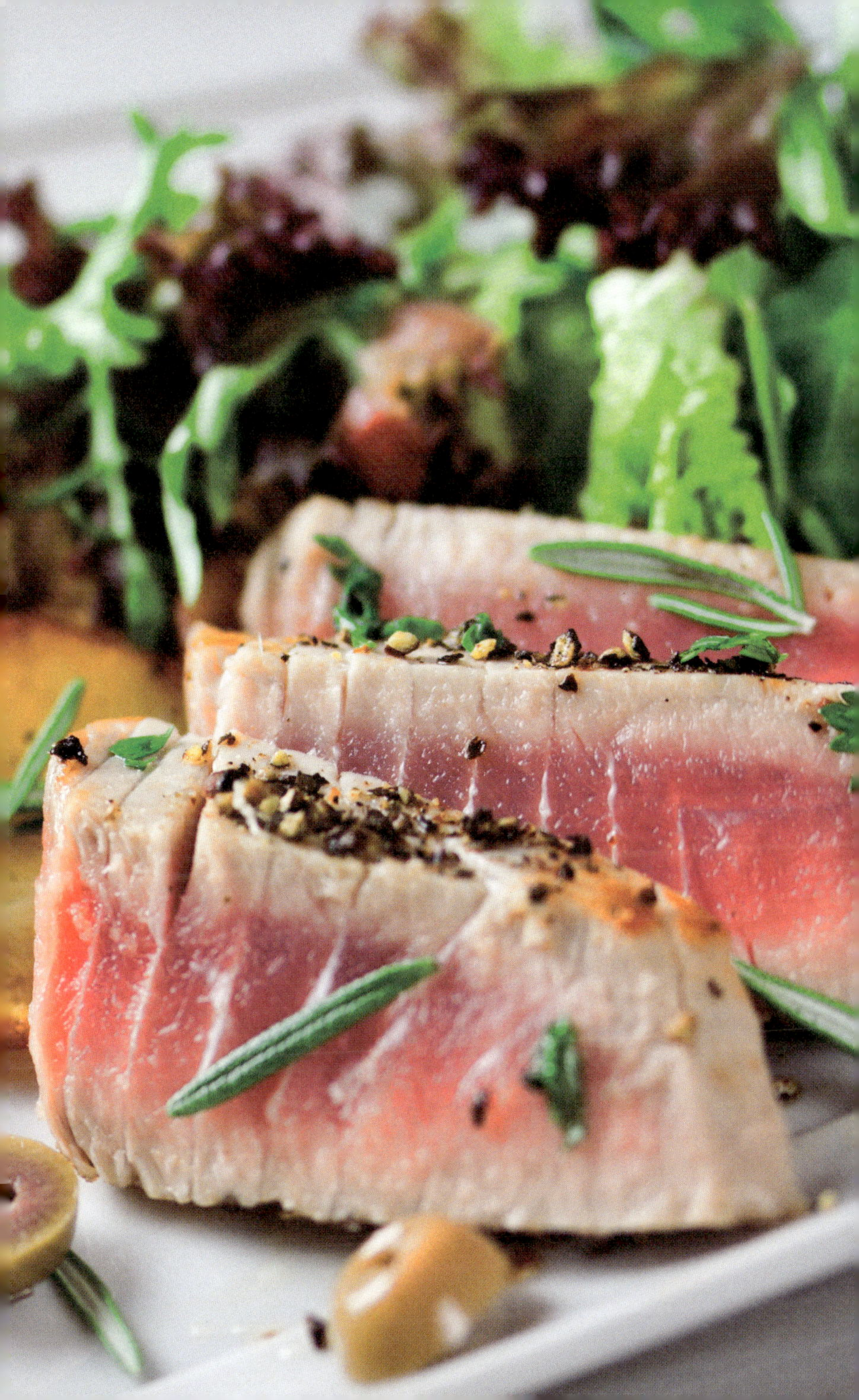

LACHSSTEAKS IN WILDKRÄUTERSAUCE

FÜR 2 PERSONEN

- 2 Lachssteaks (à 150 g)
- Salz, schwarzer Pfeffer
- 60 g Wildkräuter (z. B. Sauerampfer, Brennnessel, Bärlauch, Giersch)
- 1 rote Zwiebel
- 1 Kartoffel
- 1 Stück Ingwer (2 cm)
- 2 EL Kokosöl
- 200 ml Gemüsebrühe
- 2–3 EL Kokosmilch

Arbeitszeit: 35 Min.

1 Lachssteaks mit kaltem Wasser abwaschen, trocken tupfen und mit Salz und Pfeffer würzen.

2 Wildkräuter waschen und grob hacken. 1 TL gehackte Wildkräuter beiseitenehmen und etwas feiner schneiden. Zwiebel und Kartoffel schälen und jeweils in feine Würfel schneiden. Ingwer putzen und fein würfeln.

3 In einem Topf 1 EL Kokosöl erhitzen. Zwiebel, Ingwer und Kartoffel kurz dünsten und die Gemüsebrühe aufgießen. 15 Minuten bei mittlerer Hitze köcheln lassen.

4 Nach Ende der Garzeit die Sauce mit einem Pürierstab mixen. Die grob gehackten Wildkräuter dazugeben und bei schwacher Hitze etwa 5 Minuten ziehen lassen. Mit Salz und Pfeffer abschmecken und die Kokosmilch unterrühren.

5 In einer Pfanne das restliche Kokosöl erhitzen und die Lachssteaks darin von beiden Seiten etwa 4 – 5 Minuten braten.

6 Lachssteak mit Sauce auf Tellern anrichten und mit den fein gehackten Kräutern bestreuen.

TIPP **Als Beilage passen Blattspinat und Kartoffeln dazu.**

KABELJAU-KARTOFFEL-AUFLAUF

FÜR 2 PERSONEN

150 g Brokkoli
Salz
4-6 Cocktailtomaten
2 Knoblauchzehen
200 g Kartoffeln
200 g Kabeljaufilet
Pfeffer
2 EL Olivenöl
50 ml Gemüsebrühe
1 EL Petersilie, gehackt

Arbeitszeit: 25 Min.
Backzeit: 40 Min.

1 Brokkoli waschen, putzen, in kleine Röschen teilen und im kochenden Salzwasser ca. 3–5 Minuten bissfest garen. Herausnehmen und beiseitestellen.

2 Den Backofen auf 180 °C (Ober- und Unterhitze) vorheizen. Tomaten waschen und halbieren. Knoblauch schälen und fein hacken. Kartoffeln schälen und mit einem Gemüsehobel in feine Scheiben schneiden.

3 Fischfilet waschen, trocken tupfen, salzen und pfeffern. Eine Auflaufform mit etwas Öl einfetten. Die Kartoffelscheiben in die Auflaufform legen und salzen.

4 Die Hälfte des gehackten Knoblauchs darauf verteilen und mit einem 1 EL Olivenöl beträufeln. Dann Brokkoli und Tomaten darauf verteilen. Zum Schluss das Fischfilet darüberlegen.

5 Den Fisch mit der Gemüsebrühe und dem restlichen Öl beträufeln und den restlichen gehackten Knoblauch darübergeben.

6 Die Auflaufform mit Alufolie abdecken und das Ganze im vorgeheizten Ofen (oder bei 160 °C Umluft) etwa 40 Minuten backen. Vor dem Servieren mit Petersilie bestreuen.

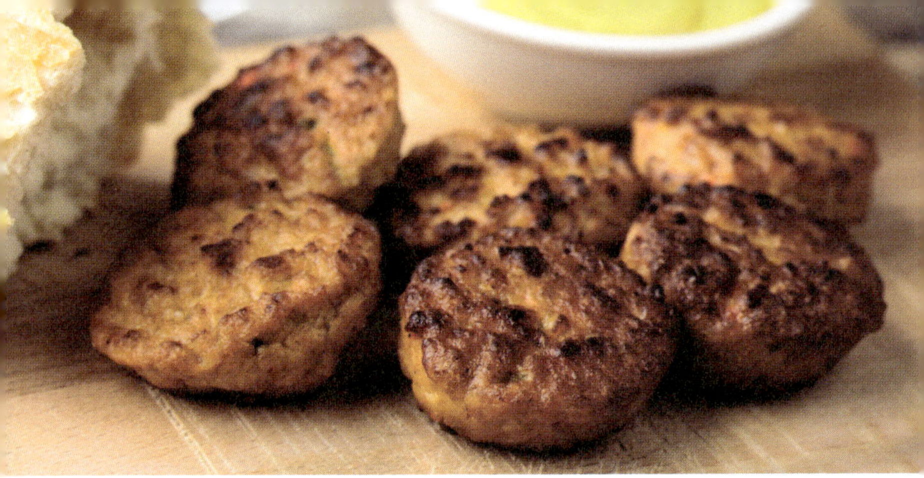

RINDERFILETSTREIFEN IN INGWER-CHILI-SAUCE

1 Rinderfilet waschen, trocken tupfen und in Streifen schneiden. Zwiebel und Knoblauch schälen. Zwiebel in feine Würfel schneiden. Knoblauch durch eine Presse drücken.

2 Ingwer putzen und fein reiben. Champignons putzen und in feine Scheiben schneiden. Tomate waschen, Stielansatz entfernen und würfeln. Chilischote längs halbieren, Kerne entfernen und die Schote in feine Ringe schneiden.

3 Kokosöl erhitzen. Fleisch mit Zwiebeln, Knoblauch und Ingwer darin anbraten. Champignons und Chilischote zugeben, kurz anbraten und mit der Gemüsebrühe aufgießen. Alles aufkochen lassen und die Tomaten unterrühren.

4 Das Gericht nach Belieben mit Salz, Pfeffer, Essig und Kokosmilch abschmecken. Dazu passen Pasta und ein grüner Salat.

FÜR 2 PERSONEN

300 g Rinderfilet
🍎 1 rote Zwiebel
🍎 1 Knoblauchzehe
🍎 1 Stück Ingwer (ca. 2 cm)
150 g Champignons
🍎 1 Tomate
🍎 1 Chilischote
🍎 1 EL Kokosöl
100 ml Gemüsebrühe
Salz, schwarzer Pfeffer
1 EL Balsamicoessig
🍎 2 EL Kokosmilch

Arbeitszeit: ca. 25 Min.

HACKBÄLLCHEN MIT KNOBLAUCHDIP (FOTO LINKS)

FÜR 2 PORTIONEN

1 rote Zwiebel
1 Bund Petersilie
200 g mageres Rinderhackfleisch
½ TL Paprikapulver
1 Msp. Chilipulver
Salz, schwarzer Pfeffer
1 EL Olivenöl
6 Knoblauchzehen
70 g Cashewkerne
6 EL Wasser
Salz, schwarzer Pfeffer
½ TL Kurkumapulver

Arbeitszeit: 25 Min.

1 Zwiebel schälen und fein würfeln. In einer heißen Pfanne ohne Fett die Zwiebelwürfel mit 1–2 EL Wasser glasig dünsten und beiseitestellen.

2 Petersilie waschen, trocken schütteln und fein hacken. Hackfleisch mit Zwiebeln, Petersilie, Paprika und Chili mischen und mit Salz und Pfeffer abschmecken.

3 Aus der Masse kleine Hackbällchen formen. In einer Pfanne das Olivenöl erhitzen und die Hackbällchen darin etwa 5 Minuten braten.

4 Für den Knoblauchdip die Knoblauchzehen schälen. In einer heißen Pfanne die ganzen Zehen mit 3 EL Wasser etwa 5–8 Minuten dünsten.

5 Anschließend die weichen Knoblauchzehen mit Cashewkernen und restlichem Wasser in einem Mixer kräftig pürieren. Es sollte eine cremige, homogene Masse entstehen. Bei Bedarf noch etwas Wasser zugeben.

6 Mit Salz, Pfeffer und Kurkuma abschmecken. Hackbällchen mit Knoblauchdip servieren.

TIPPS **Die Cashewkerne lassen sich leichter mixen, wenn sie zuvor über Nacht eingeweicht werden. Einweichwasser vor der Verarbeitung weggießen.**
Der Knoblauchdip hält in einem gut verschlossenen Gefäß im Kühlschrank 4–5 Tage und passt auch gut zu gekochtem Gemüse, Rohkost oder Fisch.

PUTENMEDAILLONS AUF AVOCADO-CARPACCIO

FÜR 2 PERSONEN

4 Putenbrustmedaillons (à 100 g)
Salz, schwarzer Pfeffer
3 EL Olivenöl
1 Biolimette
1 Avocado
1 TL Senf
1 TL Honig
2 EL Himbeeressig
100 g Himbeeren

Arbeitszeit: 20 Minuten

1 Den Backofen auf 200 °C (Ober- und Unterhitze) vorheizen. Putenbrustmedaillons mit Salz und Pfeffer würzen. In einer Pfanne 1 EL Olivenöl erhitzen und darin die Medaillons von beiden Seiten kurz anbraten. Anschließend im vorgeheizten Backofen (oder bei 180 °C Umluft) ca. 15 Minuten fertig garen.

2 Limetten waschen und trocken reiben. Die Schale abreiben und die Limette auspressen. Avocado halbieren, entkernen und das Fruchtfleisch in Scheiben schneiden. Avocadospalten fächerförmig auf Tellern anrichten und mit dem Limettensaft beträufeln.

3 Aus Senf, Honig, Himbeeressig, restlichem Olivenöl, Limettenschale, Salz und Pfeffer eine sämige Marinade zubereiten.

4 Die Medaillons auf die Avocadoscheiben setzen. Beides mit der Marinade beträufeln und mit Himbeeren bestreut garnieren.

TIPPS Die vegetarische Variante mit Ziegenkäse oder Tofu sollten Sie auch probieren.
Himbeeren können Sie durch Heidelbeeren ersetzen.

INFO Avocados zeichnen sich durch ein gutes Verhältnis der gesunden ungesättigten Fettsäuren Omega-3 und Omega-6 aus. Außerdem sind sie reich an den Schutzstoffen Vitamin E, C und A. Schließlich punkten sie mit nennenswerten Mengen an Magnesium, Kupfer, Eisen und Zink, die das Immunsystem und die Blutbildung unterstützen.

RINDERCURRY SÜSS-SAUER

FÜR 2 PERSONEN

200 g Brokkoli
200 g Fenchel
1 rote Paprikaschote
1 rote Zwiebel
2 Knoblauchzehen
200 g Mango
2 EL Kokosöl
300 g Rindergulasch
1 TL Kurkumapulver
1 TL Curry
1 Msp. Chilipulver
Salz, schwarzer Pfeffer
150 ml Kokosmilch

Arbeitszeit: 40 Min.
Kochzeit: 90 Min.

1 Brokkoli waschen, putzen und in kleine Röschen teilen. Den Strunk schälen und in dünne Scheiben schneiden. Fenchel putzen. Das Fenchelgrün hacken und beiseitestellen. Die Fenchelknolle in dünne Scheiben schneiden.

2 Paprika waschen, Trennwände und Kerne entfernen und das Fruchtfleisch in Würfel schneiden. Zwiebel und Knoblauch schälen und beides in feine Würfel schneiden.

3 Mango schälen, den Kern entfernen und das Fruchtfleisch in Würfel schneiden. Die Hälfte der Mangowürfel in einem Mixer pürieren.

4 In einem Topf 1 EL Kokosöl erhitzen. Zwiebel, Knoblauch und das Rindergulasch kräftig darin anbraten. Kurkuma, Curry und Chili unterrühren. Mit 100 ml Wasser aufgießen und das Fleisch zugedeckt ca. 80 Minuten schmoren lassen.

5 In der Zwischenzeit in einem zweiten Topf das restliche Kokosöl erhitzen. Fenchel, Paprikaschote und Brokkoli ca. 5 Minuten darin braten.

6 Gebratenes Gemüse zum Fleisch geben und 5–8 Minuten köcheln lassen. Mangopüree unter das Fleisch rühren. Mit Salz und Pfeffer würzen und weitere 5 Minuten köcheln lassen.

7 Kurz vor dem Servieren Kokosmilch und Mangowürfel dazugeben, erneut abschmecken und mit dem Fenchelgrün bestreuen.

LAMMFILET MIT ZWIEBELSAUCE

1 Zwiebeln und Knoblauch schälen und in feine Würfel schneiden. Pastinake waschen, schälen und in Würfel schneiden. Thymianzweige waschen und Spitzen abzupfen.

2 Tomaten häuten. Dafür die Tomaten gegenüber dem Stielansatz kreuzweise einschneiden und kurz in kochendes Wasser geben. Aufgeplatzte Haut entfernen. Tomaten vierteln, Stielansatz entfernen und in Würfel schneiden.

3 In einem Topf 1 EL Olivenöl erhitzen. Zwiebel und Knoblauch darin etwa 5 Minuten anbraten. Pastinaken und Tomaten zugeben und mit der Gemüsebrühe aufgießen. Bei mittlerer Hitze etwa 10 Minuten köcheln lassen. Mit Salz, Pfeffer, Thymian, Chili und Paprika abschmecken.

4 Lammfilets unter fließend kaltem Wasser waschen und trocken tupfen. In einer Pfanne das restliche Olivenöl erhitzen. Die Lammfilets von allen Seiten 5–8 Minuten darin scharf anbraten. Mit Salz und Pfeffer würzen.

5 Lammfilets und Zwiebelsauce auf einem Teller anrichten und mit den Thymianspitzen garnieren.

TIPP **Dazu passen Kartoffeln aller Art.**

FÜR 2 PERSONEN

- **2 rote Zwiebeln**
- **1 Knoblauchzehe**
- **1 Pastinake**
- **2 frische Thymianzweige**
- **3 Tomaten**
- **2 EL Olivenöl**
- **50 ml Gemüsebrühe**
- **Salz, schwarzer Pfeffer**
- **1 EL Thymian, getrocknet**
- **1 Msp. Chilipulver**
- **1 TL Paprikapulver**
- **2 Lammfilets**

Arbeitszeit: 30 Min.

BEEREN-SORBET

FÜR 1 PERSON

50 g Cashewkerne
½ Avocado
2 Datteln
250 ml Mandelmilch
250 g Beeren-Mischung, tiefgefroren
4 Zitronenmelisseblätter

Arbeitszeit: ca. 30 Min.

1 Cashewkerne in reichlich Wasser einweichen (mind. 20 Minuten), dann das Wasser abgießen. Avocado entkernen, aus der Schale lösen und sehr grob zerteilen. Datteln entsteinen und fein würfeln.

2 Cashewkerne und Datteln mit 100 ml Mandelmilch in einem leistungsstarken Mixer kräftig pürieren. Tiefgefrorene Beeren und Avocado mit der restlichen Mandelmilch zugeben und erneut kräftig mixen.

3 Das Sorbet auf Schalen verteilen und ca. 5 Minuten in den Kühlschrank stellen. Vor dem Servieren mit Zitronenmelisseblättern garnieren.

TIPP **Cashewkerne lassen sich besser pürieren, wenn man sie zuvor einweicht. Wer häufiger Cashewmus verwendet, kann gleich mehr Cashewkerne einweichen. Die Kerne abtropfen lassen und das Einweichwasser weggießen. Luftdicht verschlossen und gekühlt bleiben sie bis zu 6 Tage frisch.**

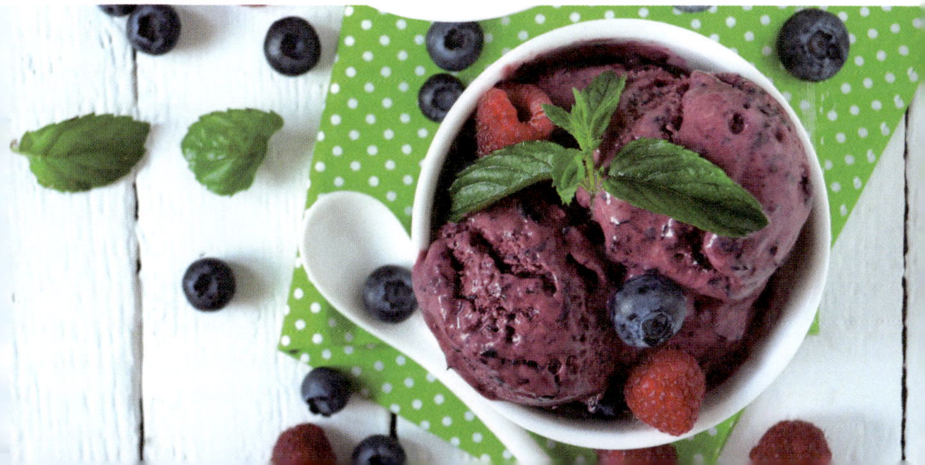

TOFUCREME MIT HIMBEEREN

FÜR 1 PERSON

einige Zitronenmelisseblätter
300 g Himbeeren
1 EL Kokosblütenzucker
250 g Seidentofu

Arbeitszeit: 15 Min.
Kühlzeit: 30 Min.

1 Zitronenmelisseblätter mit 100 ml Wasser aufkochen, 10 Min. ziehen lassen und abkühlen lassen. 50 g Himbeeren beiseitelegen. Die restlichen Himbeeren mit Kokosblütenzucker und 2 EL Zitronenmelissewasser pürieren und anschließend 30 Min. in den Kühlschrank stellen.

2 Die gekühlten und pürierten Himbeeren mit dem Seidentofu vermischen und erneut pürieren. Die Creme auf Dessertschalen verteilen und mit den Himbeeren garnieren.

TIPPS **Das übrige Zitronenmelissewasser kann man verschlossen und kühl aufbewahren. Verwenden Sie es für eine weitere Tofucreme oder einen Smoothie.**

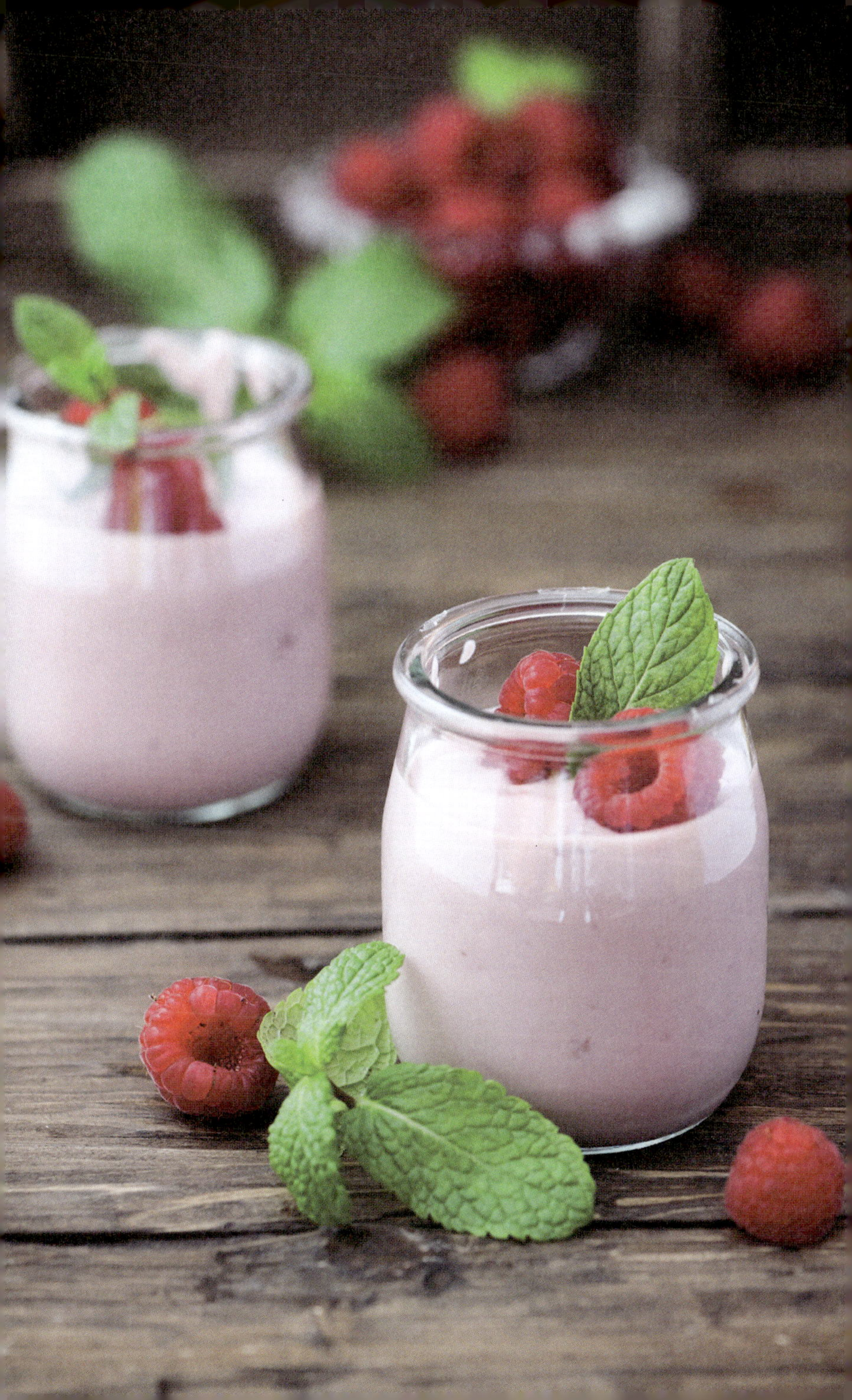

PINIENKERN-GRIESS MIT GRANATAPFEL

FÜR 2 PERSONEN

150 ml Mandelmilch
1 Prise Salz
25 g Vollkorn-Roggengrieß
25 g Pinienkerne
1 Granatapfel
50 g Heidelbeeren
1 EL Ahornsirup
1 TL Zimt

Arbeitszeit: ca. 20 Min.

1 Mandelmilch mit Salz zum Kochen bringen und den Grieß einstreuen. Unter Rühren erneut aufkochen lassen, vom Herd nehmen und zugedeckt 5–8 Minuten quellen lassen.

2 In einer heißen Pfanne ohne Fett die Pinienkerne rösten, bis sie leicht Farbe annehmen. Herausnehmen. Granatapfel halbieren. Eine Hälfte mit einer Zitronenpresse auspressen, aus der anderen die Kerne herausklopfen. Heidelbeeren waschen.

3 Ahornsirup unter den Grieß rühren und das Ganze auf 2 Schälchen verteilen. Granatapfelkerne und Heidelbeeren darauf verteilen. Den Granatapfelsaft gleichmäßig darübergießen und die Pinienkerne mit Zimt darüberstreuen.

KAROTTEN-MUFFINS

FÜR CA. 6-8 STÜCK

150 g Karotten
50 g Pinienkerne
50 g Walnusskerne
½ Vanilleschote
200 g Teffmehl
4 EL Rapsöl
½ TL Kurkumapulver
½ TL Zimt, gemahlen
1 Msp. Chilipulver
ca. 150 ml Wasser
2 TL Backpulver

Arbeitszeit: 25 Min.
Backzeit: 25 Min.

1 Den Backofen auf 180 °C vorheizen. Karotten waschen, schälen und fein reiben. Pinienkerne in einer heißen Pfanne ohne Fett kurz anrösten, bis sie leicht Farbe annehmen. Anschließend Pinienkerne und Walnusskerne grob hacken.

2 Vanilleschote längs halbieren und das Vanillemark herauskratzen. Teffmehl mit dem Öl, den Gewürzen und Wasser zu einem Rührteig verarbeiten – bei Bedarf etwas mehr Wasser verwenden.

3 Karotten, gehackte Nüsse und Backpulver unter den Teig mischen. Papier-Muffinformen mit je 1 ½ EL Teig füllen und die Muffinformen auf ein Backblech setzen. Bei 180 °C ca. 25 Minuten backen.

TIPPS **Die Muffins sind zum Mitnehmen super geeignet. Auch als Frühstück oder Dessert finden sie immer Liebhaber.**

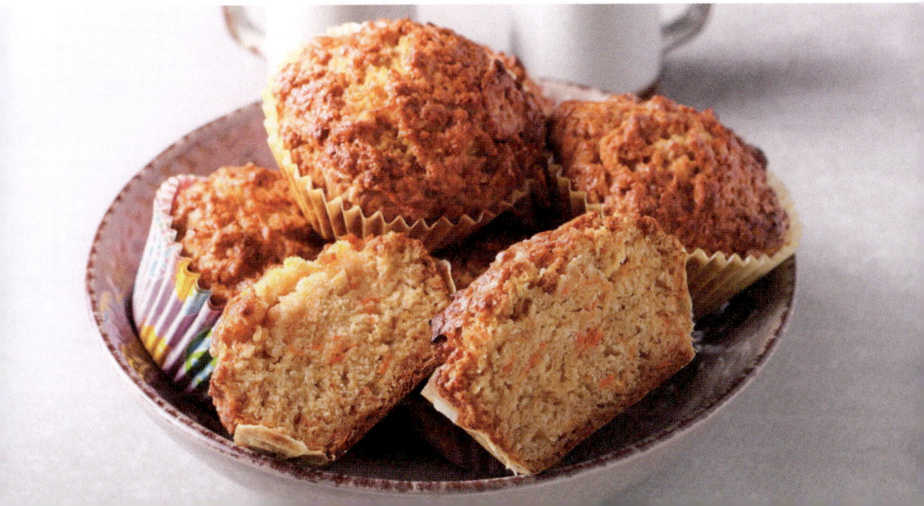

INGWER-ZITRONEN-GEBÄCK

FÜR CA. 10-15 STÜCK

1 Biozitrone
1 Stück Ingwer (ca. 2 cm)
3 reife Bananen
3 Eier
1 EL Kokosöl
250 g Haferflocken
1 EL Honig

Arbeitszeit: 20 Min.
Backzeit: 40 Min.

1 Den Backofen auf 150 °C Grad vorheizen. Zitrone waschen, abtrocknen und die Schale fein abreiben. Zitrone auspressen und den Saft auffangen.

2 Ingwer putzen, schälen und fein reiben. Bananen schälen und mit einer Gabel gut zerdrücken. Eier aufschlagen, in eine Schüssel geben und mit einem Handmixer schaumig rühren. Ingwer, Zitronenschale, -saft und Kokosöl unterrühren. Anschließend Bananen, Haferflocken und Honig mit den Knethaken vermengen.

3 Mit feuchten Händen aus dem Teig kleine Kugeln formen und auf das mit Backpapier ausgelegte Backblech geben. Im vorgeheizten Backofen bei 150 °C etwa 40 Minuten backen.

MANGO-DATTEL-MUFFINS

1 Den Backofen auf 175 °C vorheizen. Mango schälen, den Kern entfernen und das Fruchtfleisch in kleinere Würfel schneiden. Banane schälen und grob zerteilen. Datteln klein schneiden. Walnusskerne grob hacken. Banane, Rapsöl, Mineralwasser und Datteln in einen Mixer geben und kräftig pürieren.

2 Teffmehl, Kakao, Kurkuma, Zimt, Walnusskerne und Backpulver gründlich miteinander vermischen. Die pürierte Bananen-Dattel-Masse daruntermischen. Zum Schluss die Mangowürfel unterheben.

3 Den Teig in Papier-Muffinförmchen füllen und die Muffins im vorgeheizten Backofen bei 175 °C Grad ca. 20 Minuten backen.

FÜR CA. 6 STÜCK

150 g reife Mango
1 reife Banane
10 Soft-Datteln
50 g Walnusskerne
25 ml Rapsöl
125 ml Mineralwasser
100 g Teffmehl
1 EL Kakaopulver
1 TL Kurkumapulver
1 TL Zimt
1 TL Backpulver

Arbeitszeit: 20 Min.
Backzeit: 20 Min.

SACHREGISTER

HEILMITTEL

REZEPTREGISTER

BILDNACHWEIS

Adobe Stock:

6 (k2photostudio), 17 (kab-vision), 20 (VadimGuzhva), 21 (Ana Blazic Pavlovic), 29 (Svetlana Kolpakova), 20 (petrrgoskov), 49 (fascinadora), 55 (HandmadePictures), 56 (Corinna Gissemann), 64 (paul_brighton), 66 (fahrwasser), 72 (Oksana_S), 77 (M.studio), 82 (TwilightArtPictures), 95 (jd-photodesign), 103 (matka_Wariatka), 109 (Jiri Hera), 118 (Madeleine Steinbach), 130 (madamlead), 144 von oben link nach unten rechts: (papzi), (alinamd), (didecs), (Angel Simon), (animaflora PicsStock), (Tim UR), (Diana Taliun), (Moving Moment), (Bert Folsom), (ange1011), (Andrea), (Miguel Garcia Saaved), (Markus Mainka), (xamtiw), (ilietus), (Tatiana),145 von oben links nach unten rechts: (Tim UR), (Igor Syrbu), (Igor Syrbu), (kolesnikovserg), (Tim UR), (lantapix), (Animaflora PicsStock), (Natika), (kolesnikovserg), (akf), (dasuwan), (azure), (Hermes Furian), (azure), (margo555), (margo555), (Prostock-studio), 149 (Africa Studio), 150 (Jenifoto), 153 (5ph), 155 (der hugo2), 157 (komarinansk), 158 (barmalini), 160 (DragonFly), 162 (thayra83), 167 (yuliiaholovchenko), 171 (Ramon Grosso), 173 (Heike Rau), 174 (Ildi), 179 (tenkende), 180 (ivanmateev), 182 (Lumixera), 185 (Lightfield Studios), 186 (HandmadePictures), 191 © (naltik), 193 (lilechka75), 197 (Sea Wave), 199 (okkijan2010), 200 (minadezhda), 204 (Christian Müller), 206 (Veronika Idiyat), 209 (HLPhoto), 212 (FFCucina Liz Collet), 215 (Oran Tantapakul), 219 (Tomas Francois), 222 (Martin Rettenberger), 227 (zefirchik06), 229 (nolonely), 231 (manyakotic)